Dr E. MONIN
SPÉCIALISTE DE LA FACULTÉ DE MÉDECINE DE PARIS

Hygiène de la Femme

Préceptes médicaux pratiques
POUR
le TEINT, la PEAU, les DENTS, la CHEVELURE

PARIS
ERNEST FLAMMARION, ÉDITEUR
26, RUE RACINE, 26

HYGIÈNE DE LA FEMME

OUVRAGES DU DOCTEUR MONIN

(*Petits traités de médecine et d'hygiène pratiques*)

---

giène de la beauté (11ᵉ édition), 428 pages. . . . . 4 fr.
Névropathes (3ᵉ édition), 300 pages . . . . 5 »
iène et traitement curatif des troubles digestifs, 260 p. 4 »
Remèdes qui guérissent (cures rationnelles des maladies), 365 pages . . . . 4 »
iène et traitement des maladies de la peau (5ᵉ édit.). 3 »
iène et traitement du diabète (6ᵉ édition). . . . . . 3 »
iène et médecine journalière, 380 pages. 3 50
utte pour la santé, 350 pages 3 50
ères nerveuses (4ᵉ édition), 350 pages 3 50
mulaire de médecine pratique (10ᵉ édition), 800 p. 5 »
ygiène de l'estomac (11ᵉ édition), 450 pages . . . . 4 »
ygiène des sexes (8ᵉ édition), 320 pages. . . . . . . 4 »
ygiène des riches (3ᵉ édition), 360 pages . . . . . . 4 »
ygiène du travail, 300 pages. . . . . 4 »
santé par l'exercice, 316 pages. . . . . 4 »
lcoolisme, 300 pages. 3 50
Maladies épidémiques. . . . . 1 »
odeurs du corps humain (3ᵉ édition), 360 pages . . 3 50
propos du docteur (4ᵉ édition), 2 volumes à 4 50
cis élémentaire d'hygiène pratique (en collaboration vec le Dʳ Dubousquet) (2ᵉ édition). . . . . 6 »
uisses d'hydrologie clinique (20 brochures). . . . . » »
Santé de la femme, 400 pages . . . . 4 »
Maladies vénériennes, 130 pages. . . . . 3 »
nment on défend sa virilité (brochure) . . . . 1 »
nment on se défend contre les métrites . . . . 1 »
— — *contre l'eczéma* . . . . 1 »
— — *contre le diabète*. . . . . . . 1 »
— — *contre l'albuminurie*. . . . . 1 »
maladies de la digestion, 400 pages. . . . . 4 »
Troubles nerveux de cause sexuelle. 1 50
maladies de la Respiration, 350 pages . . . . 4 »
rets de santé et de beauté, 324 pages 3 50
lecine de l'Enfance, 420 pages. . . . . 5 »
Scoliose . . . . 1 »
Trésor médical de la femme, 440 pages. . . . . . . 5 »
rthritisme (5ᵉ édition), 350 pages . . . . 4 »

ÉMILE COLIN ET Cⁱᵉ — IMPRIMERIE DE LAGNY

Dr E. MONIN

Spécialiste de la Faculté de médecine de Paris,
chevalier de la Légion d'honneur,
officier de l'Instruction publique.

Hygiène de la Femme

Préceptes médicaux pratiques

POUR

le TEINT, la PEAU, les DENTS, la CHEVELURE

PARIS

ERNEST FLAMMARION, ÉDITEUR

26, RUE RACINE, 26

AVANT-PROPOS

Si la beauté de l'homme est dans son esprit, on peut dire que l'esprit de la femme est dans sa beauté. *Etre aimée*, voilà, en effet, l'art le plus important pour la femme. Or, si l'on peut briller par la parure, on ne plaît que par la personne : *nos ajustements ne sont point nous*, a dit Jean-Jacques, et même il leur arrive de déparer, à force d'être recherchés. D'autre part, la prothèse et le maquillage ne trompent guère un œil exercé. On n'attend plus, aujourd'hui, aussi discrètement qu'à l'époque de Despréaux.

... que la belle en cornette,
Le soir, ait étalé son teint sur sa toilette;
Et, dans quatre mouchoirs, de sa beauté salis,
Envoie au blanchisseur ses roses et ses lys.

Mais, plus encore qu'au temps du grand siècle, on peut dire de mainte femme du vingtième :

Elle a vingt ans le jour et cinquante ans la nuit!

Toutefois, lorsqu'on observe l'art vraiment merveilleux avec lequel *le temps nous défait* et nous vieillit, tous les jours, par transitions parfaitement insensibles, on conçoit pourquoi les artifices les plus perfectionnés de rajeunissement sautent aisément aux yeux des moins expérimentés. C'est qu'ils sont *trop brusques.* On grisonne à quarante ans : mais dès qu'on noircit, on en a soixante. C'est bien pis encore, lorsqu'on blondit!

La beauté réside dans l'harmonie. De plus, elle n'est rien sans la grâce; ou plutôt, c'est, alors, une fleur sans parfum.

Rappelons-nous l'histoire du caricaturiste réalisant une belle femme avec l'aide des comparaisons les plus poétiques : yeux de gazelle, lèvres de corail, dents de perle, teint de lis et de roses, cou de cygne, poitrine de marbre, taille de guêpe, etc... et aboutissant à un mélange grotesque. Cela se conçoit.

Dans les pages qui suivent, notre but est de fournir les préceptes les plus importants d'hygiène et de médecine, pour éviter les *offenses morbides* à la beauté.

Une expérience déjà ancienne de ces questions nous permet d'espérer qu'on reconnaitra à ce petit travail sa valeur *pratique et utile*. C'est notre unique prétention.

Dr E. MONIN

7, *rue Royale* (Paris).

HYGIÈNE DE LA FEMME

I

LE VISAGE — PRÉCEPTES GÉNÉRAUX

Il faut toujours employer l'eau bouillie ou les eaux distillées pour le nettoyage de la peau du visage. On peut ajouter quelques gouttes de glycérine parfumée sur la serviette. En général l'eau doit être plutôt froide : ce n'est que dans les cas où la peau est huileuse et congestionnée que l'emploi de l'eau chaude se trouve indiqué. Lorsqu'on est obligé de recourir à l'eau chaude, il est bon de la faire suivre d'une légère lotion froide, afin d'éviter le relâchement des tissus et les rides précoces qui lui succèdent à la longue.

Pour conserver l'élasticité de la peau, l'emploi des corps gras est souvent nécessaire. Le meilleur est un mélange, par parties égales, de lanoline, huile de paraffine et baume de la Mecque. Cette onction doit être appliquée, de préférence, le soir au coucher. Lorsqu'on croit nécessaire de la faire suivre d'un poudrage (ce que je ne conseille jamais comme pratique habituelle), on essuiera l'onction avec un linge fin, de façon à ne laisser qu'un soupçon de corps gras, qui permettra l'adhérence de la poudre, sans bouchage des pores indispensables à la respiration cutanée. Voici une formule de poudre qui, bien tamisée, convient aux téguments les plus délicats :

Talc de Venise.	160
Lycopode	10
Tannin	2
Acide borique pur	1
Essence de patchouli	X gouttes.

M. et porphyrisez.

Il faut se méfier des eaux de toilette trop riches en alcool et en essences. Elles dissolvent peu à peu le vernis protecteur de l'épiderme, et la peau ne tarde pas à se friper, se craqueler, se fendiller. La même influence néfaste se rapporte à certains savons de toilette trop mordants, trop alcalins ou colorés avec des substances nuisibles à la peau. Il ne faut pas abuser, non plus, de certains savons médicinaux; on croit avoir tout dit, aujourd'hui, lorsqu'on a prononcé le mot *antiseptique*. Or, j'ai observé de nombreuses dermatoses, dues à l'emploi intempestif de certains de ces savons mal dosés ou mal préparés comme pâtes.

Le massage du visage doit être pratiqué délicatement, avec de la poudre de talc et toujours dans la direction opposée aux plis normaux. Les instruments spéciaux, si perfectionnés qu'ils soient, ne valent pas, pour le visage, la pulpe des doigts. Un massage régulier est surtout utile pour les dames vouées à la vie en plein air, et notamment au sport en faveur de l'automobilisme, qui fait subir à leurs teints de si rudes assauts.

II

TRAITEMENT DE LA PEAU SÈCHE ET RUGUEUSE

Certaines peaux renferment des élevures sèches et cornées, saignantes lorsqu'on les arrache, principalement à la partie externe des membres. C'est une sorte de difformité qui s'amende avec l'âge et nécessite l'emploi interne de la médication tonique : l'iodure d'arsenic, l'hypophosphite de chaux m'ont rendu, à cet égard, de très grands services, ainsi que l'huile de foie de morue.

Comme traitement *local*, rien ne vaut les bains prolongés avec 500 grammes d'amidon, 300 grammes de gélatine pure dissoute et 200 grammes de glycérine. Matin et soir, on fait un nettoyage local avec le savon noir additionné de 5 pour 100 de soufre précipité ; on pratique, ensuite, une onction avec :

Glycérolé d'amidon	60
Salicylate de soude	3
Acide tannique	2
Teinture de benjoin	1
M.	

Cette dernière pommade peut s'appliquer même à la face, qui est, d'ailleurs, habituellement respectée par la *kératose*.

III

ÉRUPTIONS SÈCHES

Le type des dermatoses sèches, c'est le psoriasis, qui apparait au niveau des articulations sous la forme de placards blanchâtres analogues à des taches de bougie. Nous en parlerons plus loin.

L'iode et l'arsenic conviennent fort bien à la cure des éruptions sèches. Il ne faut pas craindre de les donner à hautes doses, pour en obtenir de bons effets. Voici ma formule ordinaire :

Sirop iodo-tannique . . .	500
Iodure d'ammonium . . .	20
Arséniate de soude. . . .	0,20
	M.

(Une cuillerée à dessert avant chaque repas pendant quinze jours; puis, une cuillerée à soupe, pendant huit jours ; puis, un repos d'une semaine et recommencer jusqu'à guérison.)

Les bains prolongés sont très utiles pour décaper la peau de ses écailles et permettre ainsi aux traitements locaux d'agir efficacement pour la modifier. Je conseille un bain d'une heure, tous les deux jours, avec 500 grammes d'amidon, 500 grammes de carbonate de potasse, bain dans lequel le malade se frictionne avec 100 grammes de savon noir.

La peau étant décapée, on la traite alors par les applications fréquentes de la pommade suivante :

Vaseline camphrée	60 grammes.
Huile de cade désodorisée .	3 —
Essence de wintergreen . .	2 —
	M.

L'action du soleil printanier ou d'un vent vif, le frottement des voilettes ou des fourrures, déterminent fréquemment, sur les téguments délicats du visage féminin, des éruptions sèches, vulgairement désignées sous le nom de *dartres volantes*. Les lotions, pratiquées matin et soir avec l'eau de toilette suivante, étendue de moitié d'eau préalablement chauffée, guérissent les dartres volantes et préviennent leurs récidives habituellement :

Eau distillée de roses. . .	100 grammes.
Eau distillée de menthe .	— —
Eau distillée de laurier-cerise.	— —
Eau distillée de laitue. . .	— —
Eau distillée de fleurs d'oranger	— —
Glycérine pure.	50 —

Teinture d'opoponax . . .	50 grammes.
— de myrrhe . . .	— —
— de benjoin. . . .	— —
Bi-borate de soude. . . .	20 —
Benzoate de soude	— —
Phénate de soude	10 —

M.

On peut aussi employer cette formule chez les jeunes enfants à peau délicate (quitte à l'étendre un peu davantage d'eau). On évitera le poudrage de la peau, qui ne fait qu'accentuer et souligner l'état squameux ou *farineux*. Profitons aussi de cette occasion pour répéter qu'on ne doit jamais employer aucune eau *crue* pour la toilette; même bonne à boire, l'eau non bouillie contient généralement un excès calcaire nuisible au grain de la peau.

IV

CONTRE LES PEAUX GRASSES

Les peaux grasses, huileuses, séborrhéiques, font souvent le désespoir des jeunes femmes. Elles les prédisposent, d'ailleurs, aux points noirs et à l'acné (que nous étudions plus loin). Je conseille, dans ces cas, de lotionner le visage, trois fois par jour, avec un mélange ainsi composé : 500 grammes d'eau distillée de menthe, 20 grammes de glycérine bien neutre, 10 grammes d'hyposulfite d'ammoniaque et 5 grammes de salicylate de soude (parfum *ad libitum*). Il faut aussi veiller au bon fonctionnement de l'estomac, de l'intestin et du foie, prendre de fréquents lavements et des gouttes de viburnum pour régulariser les époques menstruelles.

Dans certains cas rebelles de séborrhée faciale, j'ai conseillé, avec succès, les rayons actiniques : habilement maniée, la photothérapie modifie profondément le fonctionnement des glandes sébacées et finit par modérer les sécrétions grasses, qui se réincorporent à l'organisme (remarquons, en effet, que les séborrhéiques sont presque toujours maigres).

V

TACHES DE ROUSSEUR

Contre les taches de rousseur, qui maculent tant de jolis visages, je conseille le traitement suivant :

1° Tous les matins, toucher chaque tache avec un petit pinceau imbibé *légèrement* du mélange :

Liqueur d'Hoffmann. . . .	45
Cyanure d'hydrargyre. . . .	0,10
Essence d'amandes amères .	0,25

M. S. A. (laisser sécher).

2° Tous les soirs, en se couchant, onctionner largement avec :

Pétréoline	45
Salicylate de bismuth . . .	4
Teinture de myrrhe	1
	M.

et saupoudrer d'amidon.

On arrive ainsi graduellement à une exfoliation farineuse, assez rapide, de l'épiderme, qui met à nu la petite pigmentation. Il se produit une irritation légère qui élimine le pigment et favorise la restauration d'un nouvel épiderme. Car, pour se guérir des *éphélides* ou taches de rousseur, il faut faire comme les serpents, il faut *changer de peau*. Tous les produits qui ne desquament pas l'épiderme sont donc frappés d'avance d'un insuccès certain.

Un traitement analogue s'applique au nez rouge et à la couperose, mais à la condition qu'il n'existe pas de lacis vasculaire développé : nos lectrices savent que, dans ces cas de varicosités capillaires (scientifiquement dénommées la *télangiectasie faciale*), rien ne vaut les piqûres à l'électropuncture, qui ponctionnent et volatilisent les petits vaisseaux, en compromettant (sans effusion de sang) l'existence d'un réseau anastomotique souvent inextricable. L'électropuncture est préférée aujourd'hui (grâce surtout à mes publications), parce qu'elle ne laisse aucune cicatrice et épargne aux dames ce disgracieux quadrillé blanc qui résultait, naguère, des scarifications usitées en pareil cas.

D'après la médecine populaire, se laver avec la rosée matinale est une pratique assurant la pureté du teint. Remarquons que la rosée est de l'eau très chargée d'oxygène et peut très bien, jusqu'à un certain point, blanchir l'épiderme.

VI

POILS IMPORTUNS SUR LE VISAGE

Si le système pileux est un ornement, ce n'est certes point sur la figure des dames ! Disons une fois de plus, aux intéressées, que les épilatoires chimiques agissent comme le rasoir : c'est un travail de Pénélope, procurant un poil toujours plus dur et plus hérissé. L'eau oxygénée n'est qu'un palliatif décolorant. La seule méthode qui mette à l'abri des récidives et donne des résultats radicaux, c'est l'électrolyse ou électropuncture. On peut enlever cinquante à soixante poils par séance, sans cicatrices. L'application des rayons X est évidemment moins sûre, plus empirique, mais elle est préférable chez les personnes à peau fine et à poils confluents. On peut éviter, avec l'habitude de la radiothérapie, toute réaction inflammatoire du côté de la peau. Je la conseille en cas d'hypertrichose accentuée et chez les personnes pusillanimes, qui redoutent la douleur des piqûres électrolytiques.

Pour les poils confluents des jambes et du corps, voici la meilleure formule de dépilatoire, agissant à la manière d'un bon rasoir, c'est-à-dire avec repousse assurée :

Sulfure de baryum		25
Savon pulvérisé.		5
Talc	aa	35
Amidon		
Benzaldéhyde.		Q. S. pour 120

Pour l'emploi, une partie de cette préparation est étendue de trois parties d'eau et appliquée en couche régulière, à l'aide d'un pinceau à barbe. Après cinq minutes, on lave la place à l'éponge et au bout de cinq autres minutes les poils s'enlèvent par simple lavage.

La pousse anormale de la barbe et de la moustache chez la femme est due à des troubles secrétoires internes de l'ovaire et du corps thyroïde. C'est pourquoi les vieilles filles et les veuves sont souvent barbues. Je retrouve aussi la dégénérescence névropathique chez certaines femmes consultant pour l'épilation : les aliénistes remarquent, d'ailleurs, que leurs clientes sont souvent affectées d'*hypertrichose*.

VII

LE PERCEMENT DES OREILLES

De temps à autre, la presse médicale enregistre de graves accidents dus au percement des oreilles. Si bénigne qu'elle puisse sembler, cette petite opération n'est pas toujours inoffensive et nous ferions peut-être sagement d'en laisser le monopole aux peuples sauvages.

L'eczéma gourmeux, les purulences, les ganglions, sont le lot fréquent du percement des oreilles, chez les jeunes filles herpétiques et lymphatiques. La déchirure du lobule par le poids des boucles, l'érysipèle, les cicatrices vicieuses sont assez fréquentes, également. Je ne dis rien des inoculations (tuberculose ou syphilis) dont le bijoutier est parfois coupable ; j'ai, pour ma part, soigné un cas de lupus qui n'avait pas d'autre origine. Il suffit d'un instrument non désinfecté ou tenu dans la bouche malsaine de l'opérateur, pour communiquer ces graves contagions morbides.

C'est une chose absurde et bien étrange, à notre époque de réglementations, que ces interventions de petite chirurgie ne demeurent pas l'apanage exclusif du médecin. Il est absurde aussi de continuer (comme on le fait) à opérer des enfants en bas âge : au-dessous de quinze ans, la peau est délicate, les tissus sont mous et particulièrement riches en vaisseaux lymphatiques, ce qui nous explique la fertilité des complications succédant aux lésions cutanées.

Le Dr Perrin, de Marseille, relatant dernièrement une observation de gangrène du lobule (due à la perforation faite par un trocart infecté), fait remarquer que, dans les campagnes, les parents considèrent les boucles d'oreilles comme une sorte de révulsif destiné à attirer les humeurs : ce grossier préjugé les empêche de s'alarmer et même les fait se réjouir, lorsqu'apparaissent des éruptions purulentes, accidents considérés par eux comme salutaires.

VIII

HYGIÈNE DE LA MAIN

La main n'est pas seulement un attrait esthétique ; c'est aussi le véhicule et l'agent de transport des germes les plus malpropres et les plus contagieux. Chacun sait les soins minutieux pris actuellement par le chirurgien dans ses opérations et les difficultés qu'il a à surmonter pour réaliser l'asepsie des mains.

Il ne suffit donc pas d'avoir des mains blanches, propres et douces : il faut, autant que possible, les avoir exemptes de germes morbides. C'est ainsi qu'on évitera bien des affections désagréables à la beauté : crevasses, engelures, envies, verrues, mal blanc et quantité d'éruptions aussi variées que vilaines, issues de la malpropreté.

La forme des doigts est difficile à modifier : leur déformation spatulée, avec courbure des ongles, est connue, de toute antiquité, comme un trouble de nutrition, dépendant de l'insuffisance pulmonaire. Le médecin exercé reconnaît, par l'examen des doigts, un poitrinaire, ou même un candidat à la tuberculose. Interrogeons toujours les doigts.

La paume de la main retient, dans ses innombrables sillons, toujours plus ou moins humides, tous les résidus de décomposition qui viennent y fixer leurs souillures fréquemment dangereuses. L'habitude de la poignée de main, commandée par la politesse, est souvent réprouvée par l'hygiène : contagion vient de *contact* et le contact s'opère surtout par la main, qui (micrographiquement parlant) est peut-être la partie la plus sale de l'organisme humain. Ne m'objectez pas qu'il y a les gants : car ceux-ci retiennent tout ce que retiendrait la main, avec cet inconvénient de ne pouvoir être nettoyés après chaque contact suspect.

Parmi les savons les meilleurs pour les mains, je recommande les savons surgras (additionnés de lanoline) et ceux à l'amidon ou au son, toujours très doux à la peau. Le savon oxygéné vitalise et blanchit l'épiderme, purifie sans irriter, ne cause jamais ni prurit, ni rougeur, ni crevasses et peut être conseillé (c'est peut-être le seul) dans la toilette journalière du visage.

On prévient les mains rouges en supprimant avec soin toute constriction veineuse, du poignet jusqu'à l'aisselle.

D'après la *Revue de l'hypnotisme*, de mon ami le Dr Bérillon, les mains molles (*helpless hands* des Anglais) présagent généralement peu de chances de succès dans la vie. Ce sont des mains *prédestinées* au malheur et à la déveine. « Nous avons eu fréquemment l'occasion de constater, dit-il, une corrélation entre ces mains lourdes, molles et humides et un état psychologique que l'on peut désigner sous le nom général d'*aboulie*. Ceux dont les mains sont molles sont dépourvus de décision, d'énergie, de volonté. Cet état des mains s'observe fréquemment chez les hystériques, chez les épileptiques et surtout chez les alcooliques. Cela explique parfaitement leur infériorité dans la lutte pour l'existence. Cette mollesse des mains résulte évidemment d'un trouble dans l'activité fonctionnelle des vaso-moteurs. Quand des conditions nouvelles d'existence modifient ces dispositions organiques, l'état psychologique se modifie également. Nous avons constaté, à quelques années de distance, des modifications très surprenantes chez des individus qui, après avoir présenté de l'hyperhidrose très accentuée des mains, étaient revenus à un état normal. A mesure que leurs mains redevenaient sèches, fermes et vigoureuses, on pouvait constater la réapparition de l'énergie morale. On sait, d'ailleurs, que la suggestion hypnotique exerce une influence très efficace sur l'hyperhidrose des mains. On peut en conclure que son action s'exerce d'une façon indirecte, par une sorte de stimulation des cellules du système nerveux central, ayant une répercussion sur les vaso-moteurs. La croyance aux mains *prédestinées* repose donc sur quelque fondement. Il convient de soumettre ceux dont les mains sont molles à une éducation psychothérapique spéciale, sans négliger les entraînements physiques capables de modifier favorablement la nutrition. »

C'est encore la suggestion qui constitue le meilleur moyen de combattre l'*onychophagie*, cette absurde manie de ronger les ongles, aussi funeste à la santé qu'à la beauté.

Voici une bonne formule pour combattre les transpirations excessives des paumes :

Teinture d'opoponax	150
— de belladone.	100
Formaldéhyde	5
	M.

Pour frictions, matin et soir; puis poudrer de talc additionné d'un dixième de tannin.

L'automobile et les sports, notamment le tennis, nuisent à la beauté des mains en durcissant les paumes et cassant les ongles. L'abus du piano empêche aussi le port normal de ces ornements digitaux naturels.

Comment guérir les gerçures des mains? Tous les matins, on lotionne, dix minutes, avec le mélange suivant :

Glycérine neutre . . .	parties égales.
Eau de menthe poivrée.	
Teinture de ratanhia .	

M.

Tous les soirs, on onctionne avec la pommade suivante, que l'on recouvre de gants de fil blanc préalablement bien lavés :

Vaseline boriquée.	40
Axonge benzoïnée.	30
Lanoline mentholée.	20
Baume de la Mecque	5
Salol.	2

M.

La beauté des ongles joue un rôle capital dans celle des mains.

La beauté des ongles est comme toutes les autres beautés : elle dépend surtout de la bonne santé générale. Cependant, de douces frictions, faites pendant quelques minutes, matin et soir, au polissoir imprégné du mélange suivant, donnent de fort bons résultats :

Liqueur d'Hoffmann.	30
Teinture d'opoponax	20
Extrait de ratanhia	10
Cinabre	5
Emeri porphyrisé	4

M. S. A. (Agitez.)

Les taches blanches sur les ongles (vulgairement appelées *mensonges*) sont, pour moi, le signe habituel d'une nutrition défectueuse par débilité du système nerveux. Elles se rapprochent ainsi du *vitiligo* (taches blanches de la peau).

Le sirop suivant, continué pendant plusieurs mois, m'a permis de guérir plusieurs de ces *dépigmentations*, qui font pleurer certaines coquettes :

Sirop de quinquina	300
— de kola.	200
Hypophosphite de calcium.	20
Méthylarsinate disodique	2

M. S. A.

Une cuillerée à soupe avant chaque repas.
(Deux par jour.)

Il faut toujours relever l'épiderme qui cache la lunule de l'ongle et après l'avoir relevé, couper ce qui dépasse.

IX

LES PIEDS

Comment traiter les cors ? — Il faut, d'abord, les ramollir en les enduisant pendant quelques heures du mélange suivant : teinture de thuya et savon vert, parties égales. On badigeonne ensuite, tous les soirs, pendant une semaine, avec le mélange :

Collodion	15
Liqueur d'Hoffmann	5
Acide salicylique	2
Extrait de chanvre indien. . . .	1
Sublimé corrosif.	0 50

Un bain de pieds chaud prolongé permet d'extirper bientôt, sans aucune douleur, la désagréable excroissance. S'il reste un point sensible, on continue à le traiter, en le touchant légèrement, matin et soir, avec l'alcool salicylé.

Lorsque le cor au pied est situé entre les deux orteils, il suffit le plus souvent de l'isoler par une boulette de coton salicylé renouvelée chaque jour, *et l'on en a rapidement raison.* S'il résiste, on le touche avec le perchlorure de fer liquide.

Contre les durillons, les oignons, j'ai établi l'excellente formule suivante, à appliquer, matin et soir, en badigeonnages :

Teinture de thuya.	30
— de benjoin.	20
Acide lactique	10
— acétique	6
— salicylique	4
Chlorhydrate de cocaïne.	1

M. S. A. (Agitez.)

Cette teinture composée n'agit qu'à la longue : mais les résultats curatifs en sont meilleurs que ceux des pommades et des collodions les plus vantés. Si l'on veut absolument agir vite, il faut ramollir, préalablement, le cor, le durillon, ou la verrue, par des applications, durant quelques heures, de papier buvard enduit de savon noir.

L'œil-de-perdrix est aisé à guérir : il suffit de maintenir, pendant quelques jours, dans l'espace interdigital malade, un bourdonnet d'ouate hydrophile salicylée, renouvelé matin et soir. L'isolement, joint au pouvoir spécial de l'acide, fait flétrir et disparaître la douloureuse excroissance.

On fortifie les pieds et on les aguerrit contre l'action mauvaise du froid et des chaussures trop serrées, en prenant de fréquents bains de pieds tièdes avec 100 grammes de sel ammoniac pour 6 litres d'eau tiède. On prévient ainsi les engelures, ampoules, durillons et bourses séreuses. Je conseille aussi ce genre de pédiluves aux personnes prédisposées au froid aux pieds et aux varices, sujettes au mollet douloureux et au gonflement du bas de la jambe (formant, au-dessus de la bottine, un bourrelet œdémateux caractéristique, surtout le soir, après une journée de fatigue). Les bains chlorurés ammoniacaux empêchent non seulement les déformations disgracieuses des jambes, mais aussi la nutrition défectueuse de la peau, prémonitoire des eczémas et des ulcères variqueux. La gêne et la pesanteur (sensation de plénitude du membre) pendant la station debout, les sensations brûlantes ou lancinantes de la sciatique du mollet et du pied, les crampes, fourmillements, engourdissements et démangeaisons (phénomènes nerveux dont les personnes variqueuses sont coutumières), éprouveront aussi, du fait de mes bains, une réelle amélioration. Après le bain, on pratique un massage doux et méthodique en faisant glisser les deux mains, de bas en haut, par le moyen du talc en poudre : on raffermit ainsi tous les tissus et l'on va même jusqu'à éloigner la prédisposition à l'entorse, si sujette aux récidives, comme chacun sait, par suite du relâchement ligamenteux.

L'ongle incarné est un mal douloureux et pénible, caractérisé par la pénétration du rebord de l'ongle dans la gouttière unguéale, qui s'ulcère et suppure. On l'observe surtout au côté externe du gros orteil. dont l'ongle se trouve comprimé et refoulé par l'empeigne d'une chaussure mal conditionnée.

Dès que l'on ressent une douleur exaspérée par la marche, avec rougeur inflammatoire au bord unguéal, il faut : se reposer, prendre des chaussures larges, faire un pansement, matin et soir, avec un brin de charpie imbibé de perchlorure de fer et introduit entre l'ongle et la chair. Ce pansement, répété pendant une semaine, mettra ordinairement à l'abri de douloureuses opérations. On évitera toute récidive de l'incarnation en coupant toujours l'ongle *en carré* (jamais en rond) et en évitant toute compression par les chaussures trop dures et trop étroites : rien ne vaut, pour les pieds sensibles, la chaussure de crin.

Protestons, avec tous les hygiénistes, contre la mode exagérée des hauts talons, mais reconnaissons l'heureuse influence de ces derniers sur l'attitude habituelle. Rétif de la Bretonne, qui avait l'obsession du pied féminin, déclare que les femmes se chaussant à plat se pataudent et s'hommassent, tandis que les talons hauts affinent la jambe et sylphisent tout le corps.

X

LES ÉRUPTIONS EVITABLES

On ne saurait croire combien d'éruptions rebelles, combien de maladies de peau, prétendues *constitutionnelles*, dérivent d'une toilette anti-hygiénique. Il existe des peaux singulièrement sensibles à la chaleur, au froid, à l'humidité, au moindre contact brutal. On voit la lumière intensive causer, sur certains visages charmants, des pigmentations fort disgracieuses; l'action de divers insectes (mouches, moustiques, chenilles, puces, etc.), de certains végétaux (orties, primevères, chélidoine), de certains produits chimiques (fréquents, malheureusement, dans les spécialités pour la toilette), provoquer souvent des dermatoses graves. Nos vêtements (coiffures, habits, souliers) recèlent aussi, parfois, des colorants fort irritants. On s'expose souvent, par le contact trop intime des animaux domestiques, à des éruptions sérieuses. Enfin, les dames se méfieront de la plupart des *teintures capillaires*, fertiles en accidents, pour peu que l'on soit prédisposé à l'eczéma : le plus grand nombre des clientes qui me consultent pour la chute de leurs cheveux doivent faire leur *meâ culpâ* de cette chute, bien qu'elles n'avouent pas toujours des pratiques tinctoriales pourtant évidentes !...

A côté de ces éruptions, de cause externe, il existe aussi un groupe important de dermatoses provoquées par les aliments et les médicaments ou engendrées par les fermentations intestinales, chez des personnes souffrant habituellement de troubles digestifs. Les mollusques, crustacés, poissons, les conserves, les viandes faisandées ou altérées, les champignons, les asperges, les fraises, et, parmi les médicaments, l'iode et les iodures, l'arsenic, l'antipyrine, les bromures, sont bien connus, à cet égard, pour leurs fréquents méfaits. Souvent, c'est un mauvais fonctionnement des reins (traces d'albumine dans les urines) ou du foie (insuffisance biliaire) qui peuvent être mis en cause, comme cela arrive aussi, du reste, dans les cas d'empoisonnement par les viandes avariées, si fréquemment suivis de mort.

La peau est souvent le reflet et le miroir sensible du tempérament et de la constitution du sujet, de ses déviations nutritives, de ses tares pathologiques. Que de fois ne nous arrive-t-il point de supprimer l'éruption en supprimant sa cause! Les purgatifs salins et la diète lactée ont ainsi triomphé de mainte éruption ancienne, réfractaire au traitement local le plus rationnel.

Comment combattre les érythèmes si désagréables du visage? Il existe, pour cela, un moyen à la portée de tous : les frictions avec un demi-citron. Un tampon d'ouate hydrophile imbibé du mélange :

Eau de Cologne à 90°. . . .	500
Acide phénique neige. . . .	3
Menthol	2
Ether sulfurique	10
M.	

s'applique aux cas rebelles et chroniques.

L'électricité, sous la forme de courants de haute fréquence, m'a permis, plusieurs fois, de guérir des rougeurs datant de plusieurs années.

Les personnes sujettes au prurit et à l'urticaire devront s'abstenir de tous mets excitants et fermentescibles : acides et épices, condiments et stimulants, fritures et sauces grasses, viandes faisandées, salées, fumées ou conservées, fromages faits, fraises, noix, boissons gazeuses, café, thé, liqueurs, bouillon, pâtisseries lourdes. Comme boisson, elles adopteront une eau minérale laxative et diurétique, additionnée d'un quart de vin blanc. Comme médicaments, la plus grande prudence est de rigueur. Les bains toniques, les vêtements larges, la suppression de toute constriction par le corset et les ceintures, le renoncement même au linge de corps neuf, s'imposent aux urticariens, dont la peau réagit volontiers à la moindre compression. Ils supportent aussi fort mal la chaleur artificielle des poêles et ont besoin (comme tous les nerveux, du reste) de l'exercice habituel au grand air, en toute saison.

Prenez garde aux primevères! Ces jolies fleurs, et notamment les espèces *primula obconica* et *primula sinensis*, causent, par leur contact, certains accidents rebelles. On ressent, d'abord, une rougeur de la peau, avec quelques démangeaisons : c'est la piqûre d'ortie en miniature. Mais, bientôt, on voit se développer de petites ampoules, remplies d'un sérum jaunâtre. Il s'agit d'un eczéma spécial, dû aux sécrétions irritantes apportées dans l'épiderme par les poils des feuilles et des pétioles florales que présentent les primevères. Quelques personnes sont réfractaires à cette *dermatite* de cause externe : mais il en est d'autres, les *herpétiques*, à peau sensible et vulnérable, qui peuvent fabriquer, sur ce thème, des affections cutanées fort rebelles.

On évitera les éruptions en passant ses mains dans un mélange d'alcool et d'éther, qui les débarrassera du principe irritant. Le même remède s'applique, d'ailleurs, aux piqûres d'orties.

XI

LES DÉMANGEAISONS

Les démangeaisons de la peau sont assez souvent d'origine nerveuse. C'est pourquoi on les calme très bien par le moyen des antispasmodiques. Je formule habituellement des pilules avec extrait de valériane, bromure de camphre et poudre de belladone, médication qui, jointe aux bains et aux douches tièdes, a, le plus souvent, raison du prurit nerveux. Les lotions avec une solution chaude d'alun additionnée d'un peu de menthol (dissous dans l'alcool préalablement) possèdent une activité calmante qui dure souvent plusieurs heures, et qui est fort appréciée par les patients.

Le froid de l'hiver provoque un prurit spécial, avec malaises et dépression. Les grands bains additionnés de phénol, les légères purgations, la suppression, dans le régime, des sauces, du poisson de mer, du gibier, des sucreries et de l'alcool, l'exercice actif en plein air; telles sont les conditions les plus favorables à la cure du prurit hivernal. On évitera d'autre contact direct avec la peau que celui de la toile fine. On parera à l'insuffisance des fonctions du foie et de l'intestin. En cas de prurit nocturne, on pourra faire, avant de se coucher, une onction légère avec 45 grammes de glycérolé d'amidon, 2 grammes de salicylate de bismuth et

10 centigrammes de cyanure de potassium (pour une pommade).

Certaines peaux sont assez sensibles pour ne pouvoir supporter aucun savon sans réaction prurigineuse. Dans ces cas, la toilette sera faite avec la glycérine, l'eau de son, l'eau d'amidon, l'eau de graines de lin, qui nettoient tout aussi bien la peau que le savon.

Il faut savoir résister aux sensations qui éveillent le désir et le besoin du grattage; car ce dernier éternise et complique le prurit, qui, du rang de simple incommodité, s'élève bientôt à celui de véritable fléau. C'est principalement au visage que les rougeurs, les excoriations, les peluches et les croûtes ne tardent pas à apparaître, par l'action du grattage, véritable tic chez certaines nerveuses, puisqu'on le voit même parfois survivre aux sensations prurigineuses.

Dans un certain nombre d'états habituels de prurit de la peau, la cause est *interne* : elle dépend, le plus souvent, d'un état général du sang ou d'une affection viscérale (foie, estomac, reins). C'est même, pour le praticien avisé, un signe révélateur à ne point négliger, parce qu'il lui permet fréquemment, par son caractère prémonitoire, d'organiser la défense active de l'économie et de prévenir, dans un certain nombre de cas, des lésions morbides funestes.

En cas de démangeaison persistante et rebelle, l'analyse des urines s'impose. Elle fait souvent découvrir l'arthritisme, la goutte, la phosphaturie, et surtout le *diabète*. Alors, le prurit se trouve, généralement, localisé dans certaines régions où il est aussi difficile que *shocking* de se gratter. C'est là une forme très démoralisante de démangeaisons, qu'il faut savoir traiter et guérir. Les lotions très chaudes avec une solution de chloral, suivies d'onctions avec une pommade à l'acide phénique et à la cocaïne, nous rendent alors de grands services. En cas d'échec, nous recommandons l'électricité, sous forme de courant galvanique ou d'effluves de haute fréquence.

Chez les vieillards, les démangeaisons cutanées sont dues à des troubles profonds dans le fonctionnement de la peau. Ces troubles se rattachent à des éliminations insuffisantes et coïncident fréquemment avec l'artério-sclérose ou avec une albuminurie légère. Il s'agit, en résumé, d'un empoisonnement du sang par l'*urée*, insuffisamment éliminée. On fera sagement d'assurer, dans ces cas, la dépuration organique par le régime lacté et les eaux alcalines. Les lotions vinaigrées, les lotions d'eau oxygénée, suivies d'onctions légères à la lanoline camphrée et gaïacolée, apaisent généralement cette variété de prurit, qui est une cause trop fréquente d'énervement et d'insomnie.

XII

COMMENT TRAITER L'URTICAIRE ?

L'urticaire a pour cause habituelle un état digestif anormal. Souvent, il s'agit d'un aliment (moule, poisson, fraises) ou d'un médicament (iode, arsenic) dont l'action se répercute sur la peau. Il est, à cet égard, certaines susceptibilités que le médecin doit connaître et étudier, afin de libeller le traitement le plus efficace en pareil cas : la suppression de la cause urticarienne.

Lorsqu'il s'agit d'éruptions chroniques

et récidivantes, un régime alimentaire rigoureux viendra redresser le mauvais fonctionnement du tube digestif. On devra favoriser aussi les éliminations, par le moyen des lavements, des laxatifs, des sudorifiques et des diurétiques. Le régime lacto-végétarien et les antiseptiques de l'intestin (charbon de peuplier, benzo-naphtol, etc...) rendront aussi de grands services.

Chez les arthritiques, l'urticaire a pour cause habituelle une insuffisance du foie, qui est engourdi, congestif ou engorgé.

Les alcalins, le salicylate de soude, le fiel de bœuf, le calomel (de temps à autre) triomphent de cette forme d'urticaire, qui requiert, assez souvent, l'intervention des agents physiques (cures d'air et cures d'eaux, électrisations de haute fréquence).

Localement, on calme les éruptions par des lotions chaudes, faites avec une petite éponge. Dans un verre d'eau bouillie à 50°, on ajoute une cuillerée à soupe du mélange :

Vinaigre aromatique.	150
Teinture de benjoin.	10
Hydrate de chloral	25
	M.

Après une lotion de dix minutes, on saupoudre, à la houppe, avec le mélange :

Talc de Venise	60
Oxyde de zinc.	40
Acide borique.	20
Camphre	5
Menthol	2
	M. (porphyrisez).

Les bains gélatineux, les lavements fréquents, la restriction de l'alimentation carnée, la suppression des conserves, des coquillages, du gros poisson de mer, de la charcuterie et du fromage fermenté s'imposent, comme mesures de précaution, chez les enfants et les jeunes filles prédisposées à l'urticaire.

En hiver, les démangeaisons urticariennes coïncident souvent avec les troubles digestifs provenant d'un régime trop animalisé, trop excitant et à l'abus des dîners en ville. On ne guérit ces formes rebelles que par un régime sévère, lacto-végétal, des boissons alcalines, l'abstention du vin pur, de l'alcool, du thé, du café et les lavements fréquents. Lorsque le mal est rebelle, je conseille les applications électriques de haute fréquence et les bains d'acide carbonique.

Contre les démangeaisons nerveuses de la peau, je conseille de douces onctions faites avec le mélange suivant, toutes les heures :

Lanoline	65
Baume du Commandeur.	30
Acide acétique	10

Teinture de belladone	15
— de cannabis	10
Menthol	2
Cocaïne	1

M.

Il faut toujours combattre le prurit, signe avant-coureur et même parfois *provocateur* des affections les plus rebelles de la peau. On résistera, surtout, aux besoins de grattage, et à la volupté douloureuse qui en résulte.

Les démangeaisons de la peau reconnaissent une origine parfois purement physique : la chaleur printanière, la pression des vêtements et notamment de la flanelle, le froid, etc. La vieillesse, l'alcoolisme, les états infectieux, sont aussi susceptibles de les provoquer et de les entretenir. Elles sont fréquentes chez les goutteux, les diabétiques, les hépatiques. Elles précèdent ou accompagnent certains empoisonnements alimentaires (mollusques, crustacés, fraises) ou l'ingestion de divers médicaments (belladone, arsenic, antipyrine). Lorsque le prurit est localisé en de certaines régions, il faut soupçonner des lésions de voisinage : fissures, rétrécissement, métrites, grossesse, âge critique.

Les douches chaudes en pluie calment merveilleusement les prurits étendus et obvient, pour le mieux, aux sommations toujours périlleuses du grattage.

Rappelons ici, pour terminer, que l'emploi des pommades est nuisible à certaines peaux délicates : souvent, je me vois obligé, dans ma pratique, de substituer aux corps gras les poudres et emplâtres. Ce sont encore les corps gras d'origine végétale (beurre de cacao, huile de ricin, huile d'amandes douces) qui sont les moins nuisibles. La vaseline n'a guère tenu ses promesses : mal supportée en général, elle manque de pouvoir de pénétration dermique et la bonne vieille axonge (vulgairement *saindoux*) doit lui être encore préférée, comme véhicule médicamenteux habituel.

XIII

AFFECTIONS ECZÉMATEUSES

L'eczéma est le type des affections de la peau liées à un état constitutionnel défectueux. C'est pourquoi son traitement purement local est incapable de réaliser de solides guérisons. Bien plus, il est parfois dangereux. Car, lorsqu'on fait rétrocéder brusquement une éruption, sans modifier l'état général, fatalement, il se fait, sur l'économie, une répercussion et l'on verra survenir d'autres manifestations arthritiques ou herpétiques plus graves, en des organes importants, et principalement des congestions viscérales. Ce sont les migrations ou *métastases* de l'eczéma. Ces faits nous prouvent bien que l'éruption jouait un rôle *dérivatif* de la diathèse.

J'ai vu ainsi des bronchites graves, des entérites, des névralgies violentes, succéder à la brutale disparition d'un état éruptif qu'il fallait, sinon respecter, du moins modifier, tout d'abord, par un régime alimentaire sévère et une médication appropriée au sujet.

L'intestin joue, à mon avis, le plus grand rôle dans la production et dans l'aggravation des états de la peau. Notre tube digestif a été justement comparé à un laboratoire de poisons : chez certains sujets prédisposés, les principes toxiques, incessamment fabriqués, s'éliminent par les glandes de la peau, en y produisant certaines altérations irritatives. En soignant de près notre alimentation journalière ; en évitant d'y introduire, comme à plaisir, les substances les plus altérables et les plus fermentescibles, viandes en excès, bouillons et extraits de viande, poissons de mer, etc., on coupera, pour ainsi dire, les vivres à la dermatose.

Au début de l'eczéma, la peau est rouge, gonflée et recouverte de petites papules chagrinées caractéristiques : il y a sensation de tension, de démangeaison et de chaleur. Bientôt après, il se forme des vésicules pleines de sérosité, qui se rompent et se mettent à suinter, laissant la peau piquetée d'une foule de petites érosions. L'exsudation d'un liquide clair et poisseux, qui empèse le linge et se concrète, peu à peu, en croûtes ou en exfoliations, termine la période de suintement, pour nous faire entrer dans le stade de dessiccation, qui précède la réparation, la *recons-*

titution épidermique, grâce auxquelles la peau reconquiert, graduellement, sa normalité primitive, sans apparence cicatricielle d'aucune sorte.

Le grand symptôme désagréable, c'est le prurit, qui s'exaspère par la chaleur du lit, le frottement des vêtements. De plus, l'eczéma procède, volontiers, par poussées successives : on croit avoir fini avec lui et il reprend souvent l'offensive, par suite d'un simple refroidissement, d'un écart de régime, etc. A la face, il occasionne, parfois, de tels gonflements, qu'il la rend hideuse et méconnaissable. C'est dans ces cas qu'il faut surtout éviter les traitements soi-disant *actifs* et qui ne sont qu'irritants. On se contentera des applications liquides émollientes et des poudres inertes. Les cataplasmes d'amidon boriqué, les compresses de sel de Vichy ou de borate de soude, les lotions avec les infusions de fleurs de sureau ou de camomille, amènent fréquemment une détente rapide dans les symptômes. Quant aux poudres, je formule, dans ces cas, un mélange d'amidon de riz, talc de Venise et oxyde de zinc (en cas de violente démangeaison, j'ajoute un peu de dermatol ou de résorcine).

Contre l'eczéma du cuir chevelu, les applications d'ouate hydrophile, imbibée d'eau de chaux, les onctions de glycérolé d'amidon au naphtol; plus tard, les pommades au turbith minéral procurent de promptes guérisons, sans danger de calvitie ultérieure ni de canitie.

Mais, dans tous les cas, on devra toujours envisager l'éruption comme une simple manifestation tégumentaire (souvent même comme un *émonctoire*) d'un état général d'origine toxique : fermentations alimentaires, prédisposition rhumatismale, insuffisance des éliminations intestinales, ralentissement général de la nutrition, souvent aussi avec constatations familiales d'hérédité, de prédisposition, d'antécédents du côté de la peau.

Les personnes prédisposées à l'eczéma devront éviter les contacts irritants (frottements, froid, chaleur, eau, liquides acides, alcalins, salés, etc.), et principalement les caustiques et les corrosifs. C'est ainsi que l'eczéma de l'aine chez les cavaliers, des mains et des poignets chez les blanchisseuses, du cuir chevelu et de la face chez les dames qui usent des teintures, fards et cosmétiques, etc., ne sont que les manifestations locales d'une prédisposition constitutionnelle. Le traitement doit donc toujours viser, d'abord, la nutrition générale : s'attacher à favoriser les éliminations gastro-intestinales, par les laxatifs et par les alcalins ; perfectionner les opérations digestives par un bon régime, ainsi que par les médications capables de redresser le fonctionnement normal du foie et de l'estomac, fréquemment touchés.

L'*eczéma* est moins une dermatose que la manifestation *sur la peau* d'un état général plus ou moins patent : scrofule, arthritisme, maladies de l'estomac, de l'intestin, du foie ou des reins. Il faut, d'abord, résoudre l'obscur problème de la causalité morbide, avant de prescrire un traitement local qui, isolé, serait condamné au plus lamentable des échecs.

L'eczéma a son siège de prédilection sur la peau fine de la face. Il débute par une période de rougeur congestive ou inflammatoire, qu'il faut traiter, deux ou trois fois par jour, par les compresses ou les pulvérisations d'eau alcaline tiède (borate ou benzoate de soude à 15 pour 1000), suivies de poudrage avec un mélange de talc, oxyde de zinc et sous-nitrate de bismuth.

Lorsqu'il y a des croûtes, on les fait tomber par les cataplasmes de fécule boriquée ou phéniquée, plus actifs, en général, que les simples compresses humides de tarlatane. Il faut, du reste, conserver la moiteur de ces divers topiques, en les recouvrant toujours d'un taffetas imperméable.

Les croûtes étant tombées, on modifie l'éruption et l'on prépare la réparation cicatricielle de l'épiderme par diverses formules de pommades, dont les meilleures sont : le glycérolé tartrique, les pommades à la résorcine, à l'huile de cade, à l'acide salicylique. On devra s'efforcer d'éviter le froid, le vent, les poussières ; suivre un régime doux et recourir fréquemment aux laxatifs (variés, pour éviter l'assuétude).

Ajoutons, ici, quelques moyens pour calmer les démangeaisons, parfois terribles, de l'eczéma.

Les frictions légères avec un quartier de citron, les lotions de vinaigre mentholé, d'eau chloroformée, les pulvérisations d'éther ou de liqueur de Van Swieten, les applications de pommade à la cocaïne, recouverte d'un bon pansement ouaté : voilà les remèdes les plus pratiques et les plus efficaces. Il est bon d'en faire l'essai successif, jusqu'à complète satisfaction : car ce qui réussit à un eczémateux peut échouer avec un autre et réciproquement.

Lorsque le cuir chevelu se trouve affecté d'eczéma, la première indication curative consiste à couper les cheveux aussi court que possible. Chez la femme, il est presque impossible de songer à un sacrifice de cette importance : alors, les pulvérisations chaudes prolongées avec l'eau de fleurs de sureau boriquée, puis les embrocations locales d'huile de ricin additionnée d'un dixième d'huile de cade vraie, avec couverture d'un bonnet imperméable, mèneront à de bons résultats relatifs.

L'eczéma sec, dont les poussées sont si fréquentes pendant la saison d'été, s'accompagne habituellement de perturbations marquées dans les fonctions de la digestion gastrique ou intestinale. Les lavements journaliers, le régime lacto-végétarien, les alcalins (soude, lithine, magnésie, ammoniaque), l'abstention du vin pur, du café, du thé, des épices et des sucreries, donnent alors, avec le traitement local (compresses phéniquées ou salicylées), les meilleurs résultats curatifs.

Dans les narines et sur les lèvres, l'eczéma procure, parfois, des fissures rebelles, que l'on soigne avec les badigeonnages de glycérine au tannin ou à l'alun. L'eczéma des cils se guérit par les compresses salicylées et par la pommade au précipité blanc, 1 pour 40. Contre l'eczéma du conduit auditif, j'emploie la vaseline liquide au calomel, sous forme de *tampons* afin d'éviter les cicatrices vicieuses, qui aboutiraient au rétrécissement et à la surdité possible.

L'eczéma ancien laisse souvent, après sa guérison, des cicatrices brunes ou jaunâtres, désagréables au possible. Pour les faire disparaître, je conseille d'appliquer, trois fois par jour pendant vingt minutes, sur les parties pigmentées, de l'ouate hydrophile salicylée imbibée du mélange :

Teinture de quillaya	aa 80
Pommade de concombres. . .	
Peroxyde d'hydrogène	
Baume de tolu.	15
	M. S. A.

Pour une émulsion.

Parmi les aliments nuisibles aux eczémateux, les conserves, les graisses, les pâtisseries et les fromages fermentés nous ont paru souvent briller au premier plan.

Comme boisson, la meilleure sera une bière légère ou une eau alcaline non gazeuse, additionnée d'un peu de vieux bordeaux. Il faut bannir absolument le café, le thé, le vin pur et les liqueurs. La vie au grand air, l'exercice, les bains alcalins, le phosphate neutre de soude, à la dose de 5 grammes chaque matin, dans une infusion chaude de pensée sauvage, donnent souvent d'excellents résultats contre les formes aiguës et subaiguës.

Lorsque l'eczéma semble lié à un tempérament lymphatique, je conseille avec succès l'emploi de l'iodure d'arsenic, dans les pilules suivantes, données à la dose de 2 à 4 par jour, suivant l'âge et la tolérance individuelle :

Extrait de feuilles de noyer . .	0,25
Iodure d'arsenic	0,005
	M.

Pour une pilule argentée.

XIV

COMMENT TRAITER LES GOURMES ?

C'est au printemps que les gourmes surviennent, de préférence chez les filles lymphatiques, à peau fine, fatiguées par le séjour hivernal de Paris et par la sédentarité qui en résulte. Certaines gourmes aussi semblent transmissibles (*impetigo contagiosa*).

Les paupières, les narines, le menton, les joues, le dos des mains et les poignets nous représentent les localisations les plus ordinaires des gourmes. L'éruption est, parfois, si confluente qu'elle figure un véritable masque croûteux, *mélicérique*, envahissant parfois jusqu'au cuir chevelu. Ces développements excessifs sont dus, le plus souvent, aux excoriations et aux auto-inoculations par le grattage ; c'est ainsi que s'ensemencent les microbes de la suppuration ; c'est ainsi que s'expliquent les engorgements ganglionnaires et les abcès qui en résultent.

Le traitement consiste à faire tomber les croûtes par les cataplasmes d'amidon boriqué et par les pulvérisations d'eau phéniquée chaude au cinq-centième. Le *décapage* de la peau étant réalisé, je conseille les onctions douces avec la pommade suivante, matin et soir (suivies de poudrage avec un mélange d'amidon et d'oxyde de zinc) :

Glycérolé d'amidon	80
Sulfate de cuivre	80

Menthol	0 50
Huile de bouleau.	20 gouttes.

Souvent, l'origine de l'impétigo facial est la *tourniole*, sorte de panaris situé autour de l'ongle, dont l'enfant inocule le liquide aux orifices de son nez ou de ses oreilles. La vulnérabilité lymphatique du jeune âge (qui souvent confine à la scrofule) nous explique cette floraison. Pour l'éviter, il est indispensable de faire le pansement *occlusif* de la tourniole à l'aide d'un emplâtre approprié.

On prévient les gourmes par la vie au grand air (air salin, surtout), les locaux salubres et ensoleillés, un régime tonique, les bains sulfureux, les préparations iodées et phosphatées. Chez les enfants lymphatiques, je conseille de faire la toilette aseptique du visage et des mains, à l'aide du savon phéniqué ou naphtolé, employé d'une manière journalière.

XV

L'INTERTRIGO

La transpiration pendant la marche développe, chez les personnes grasses et lymphatiques (femmes et enfants), une irritation des plis de contact de la peau (principalement dans la région de l'aine). C'est à cette irritation qu'on a donné le nom d'intertrigo : d'abord, on n'observe que de la rougeur; mais bientôt, l'épiderme se macère et il se fait un suintement d'odeur désagréable ; de plus, la marche est gênée par la douleur.

Je conseille, comme traitement, les lotions avec une cuillerée à soupe du mélange suivant coupé deux ou trois fois d'eau bouillie tiède :

Vinaigre aromatique	parties égales.
Alcool camphré. . .	
Extrait de Saturne .	
Eau de roses. . . .	

(Agitez.)

On lotionne avec l'ouate hydrophile.

Dans la journée, on appliquera, à plusieurs reprises, à la houppe (pour isoler les surfaces, absorber les sécrétions et régénérer l'épiderme), la poudre composée suivante :

Talc de Venise.	60
Oxyde de zinc	30
Acide borique	20
Salicylate de bismuth	10

(Porphyrisez.)

On observe souvent l'intertrigo chez les

descendants d'arthritiques, et surtout chez les enfants voraces et gros mangeurs, trop abondamment pourvus d'aliments d'origine animale (et je ne parle pas seulement des viandes, mais même des œufs et du lait).

Pour guérir, il faut d'abord s'adresser au tube digestif, qui est le grand coupable. On favorisera les évacuations journalières par le moyen des lavements de camomille et des petites doses de sulfate de soude. On réglera l'alimentation, en insistant surtout sur les légumes frais, les pâtes, les bouillies de céréales, les fruits cuits. Localement, on conseillera des cataplasmes d'amidon tièdes, suivis d'applications légères de glycérolé tartrique ou à l'huile de cade, suivant le cas.

XVI

LA DYSIDROSE

Les premières chaleurs déterminent, aux paumes des mains et aux plantes des pieds, ainsi qu'au pourtour des ongles, certaines éruptions vésiculeuses désagréables, que l'on nomme *dysidrose* (transpiration difficile). La guérison en est facile. Il suffit de frictionner, trois fois par jour, les petites éruptions avec le mélange suivant :

Vinaigre aromatique	60
Teinture de benjoin	40

Salicylate de méthyle.	20
Essence de lavande.	10

Pour les pieds, il est plus commode de les poudrer avec le mélange :

Oxyde de zinc .	parties égales.
Talc.	
Dermatol . . .	
Acide borique.	

après un bain de pieds salé ou vinaigré. Si l'affection résiste ou récidive, le patient sera mis au régime lacto-végétarien et soumis à l'emploi de quelques laxatifs, le phosphate neutre de soude, de préférence.

XVII

L'ACNÉ ET LES POINTS NOIRS

L'acné est cette affection de la peau qui consiste en un engorgement des glandes sébacées, glandes de la peau chargées de sécréter les matières grasses. C'est un bourgeonnement rebelle et tenace de petits clous, fréquent surtout dans le dos et au visage (front, ailes du nez, menton). D'autres fois, ce sont des nodules, des exsudations graisseuses : enfin, il s'agit de simples points noirs (acné ponctuée) et ce n'est pas la forme la moins réfractaire de cette éruption, aussi banale qu'énervante.

Le traitement doit être, avant tout, général. Il s'adresse principalement au foie, à l'estomac, à l'intestin. Il s'attache à régulariser aussi, chez la femme, certaines fonctions périodiques. Enfin, il combat la disposition neuro-arthritique, qui est la cause constitutionnelle la plus fréquente des éruptions acnéiques, en clientèle journalière.

Pour activer les fonctions du foie, je prescris volontiers un mélange de glycérine, teinture de boldo et salicylate de soude. Je donne, au coucher, les pilules de fiel de bœuf, qui ont l'avantage d'empêcher la constipation, sans irriter l'intestin.

Les fonctions digestives seront surveillées de près. On supprimera du régime alimentaire le vin pur, l'alcool, le thé, le café, le bouillon et les extraits de viande, les graisses, les coquillages, crustacés, gros poissons de mer, gibier à poil ; charcuterie, pâtisseries et sucreries. On favorisera, par les bains, les douches, les frictions et les massages, le bon fonctionnement de la peau dans son ensemble. On évitera l'air confiné, les vêtements trop serrés.

Localement, on fera la toilette de la peau incriminée, à l'aide d'un savon oxygéné ou naphtolé et d'eau bouillie bien chaude. Si la peau est très grasse, on la nettoiera avec l'éther de pétrole ou avec la liqueur d'Hoffmann, qui est un mélange d'alcool à 90° et d'éther sulfurique.

Lorsque l'acné affecte les formes d'une éruption furonculeuse, on emploiera, matin et soir, les onctions avec le mélange :

Glycérolé d'amidon.	60
Soufre précipité.	5
Résorcine.	1
Acide salicylique	0,50

M. S. A.

que l'on poudrera d'amidon bien pur.

Il est, parfois, utile d'ouvrir les pustules au galvano-cautère, ce qui active beaucoup la guérison. Lorsque l'acné s'accompagne de dilatation des vaisseaux (aux joues et au nez), on arrête immédiatement ce commencement de *couperose* (cauchemar des jolies femmes) par le moyen des électropunctures bien faites.

Voici une bonne formule contre les points noirs :

Lanoline	40
Peroxyde d'hydrogène	20
Chlorure d'ammonium.	5

à appliquer matin et soir au pinceau.

Parfois, les pigmentations sont assez incrustées pour ne céder qu'à l'extirpation directe (avec l'aiguille à cataracte).

XVIII

LE PSORIASIS

Les affections psoriasiques sont les plus rebelles des affections de la peau : avec des rémittences et des intermittences, il n'est pas rare de les voir durer toute la vie et se jouer des traitements les plus rationnels. A vrai dire, cette rébellion tient beaucoup à la négligence du régime alimentaire et des modificateurs généraux. Lorsqu'on ne se borne pas aux applications purement locales, lorsqu'on sait traiter les états infectieux, le lymphatisme, l'arthritisme, le nervosisme, les fermentations viscérales, on triomphe assez facilement des dartres sèches et même du psoriasis, cet habituel opprobre de l'art médical.

Ce qui est désolant dans les dartres sèches, c'est cette incessante desquamation, ce continuel dépouillement par écailles, des couches épidermiques. Il n'existe pas de poussées proprement dites, comme cela a lieu dans les affections suintantes ou inflammatoires de la peau : les téguments s'épaississent peu à peu et se modifient comme coloration et comme vitalité. On croit n'avoir plus affaire qu'à une insignifiante macule et la desquamation recommence de plus belle, au grand désespoir du malade.

L'hérédité du psoriasis est souvent évidente, de même que celle de la diathèse neuro-arthritique dont il émane. Les émotions violentes, les grattages, les applications irritantes (teinture d'iode, sinapismes, vésicatoires) jouent assez fréquemment un rôle pour la production du mal et surtout son aggravation.

Il est toujours utile de décaper la peau et d'en éliminer les écailles par le moyen de lotions ou de bains au savon noir et à la glycérine : on atténue, par l'addition d'amidon, les effets irritatifs de ces mélanges sur le derme mis à nu. Une excellente pommade à conseiller en onctions, peut se formuler ainsi :

Glycérolé d'amidon.	60
Baume du Pérou	20
Huile de bouleau.	15
Salicylate de soude.	5
M.	

Comme médicaments internes, l'iode et l'arsenic, pris séparément ou réunis, sont ceux qui agissent le mieux contre la déviation de la nutrition cellulaire de l'épiderme. J'y joins ordinairement l'usage, du malt et des eaux alcalines aux repas, avec un peu d'extrait de valériane de temps à autre pour réprimer l'état nerveux, assez fréquent chez les malades.

Lorsqu'il s'agit de placards bien localisés, je suis très partisan de l'emmailottement dans la gutta-percha laminée : on donne, ainsi, un véritable bain de vapeur, qui nettoie à merveille les écailles épidermiques. L'industrie des bandages fournit, d'ailleurs, des masques, des gants, des chaussettes, des caleçons en caoutchouc pur, destinés à cet usage thérapeutique aussi simple qu'efficace. On applique le caoutchouc le soir au coucher et on le maintient toute la nuit, pour le réappliquer plusieurs soirs de suite, après nettoyage préalable à l'eau tiède boratée.

Les malades doivent se méfier des préparations d'huile de cade, d'acides pyrogallique et chrysophanique, souvent plus nuisibles qu'utiles, lorsque leur activité n'est pas surveillée, de très près, par le spécialiste. J'ai vu bien des éruptions graves et bien des accidents toxiques causés par ces traitements dangereux, que l'on devrait apprendre à redouter au moins à l'égal des préparations mercurielles.

Dans certaines formes graves de dermatose sèche, je me suis bien trouvé des scarifications légères, suivies d'applications d'un emplâtre à l'oxyde de zinc ou au précipité blanc. Il est bien entendu que ce genre de traitement se limite, comme les enveloppements caoutchoutés, aux éruptions bien localisées. Lorsque les dartres sèches sont générales, il faut s'efforcer surtout d'activer le bon fonctionnement de la peau dans son ensemble : les climats chauds, les sudations par la vapeur sèche et humide, les bains alcalins et autres, les lotions vinaigrées ou avec une solution d'acide tartrique à 15 pour 1.000, les boissons chaudes, les préparations de jaborandi et de pilocarpine, répondent habituellement à ce but. Je conseille aussi les frictions avec parties égales de glycérine boriquée et de liniment de Rosen. Les bains de mer m'ont rendu certains services dans le traitement de l'eczéma sec, ainsi que les bains d'eau sulfureuse arsenicale. Dans certains lichens circonscrits, l'électricité, sous forme d'effluves statiques ou de haute fréquence, fournit des guérisons rapides, avec suppression précoce des plus intolérables démangeaisons. Il va sans dire que l'on évitera le surmenage physique et moral et le régime alimentaire irritant. La vie au grand air et les stations d'altitude conviennent tout spécialement à la cure des dermatoses sèches prurigineuses.

XIX

LES CLOUS

Ce sont des tumeurs inflammatoires, qui débutent dans les glandes pilo-sébacées et mortifient le tissu cellulaire environnant. C'est, en quelque sorte, le cadavre étranglé de la glande qui constitue le *bourbillon* du furoncle. L'anthrax n'est que la réunion de plusieurs clous, plusieurs glandes sébacées voisines étant prises ; les bourbillons s'éliminent par plusieurs orifices qui constituent une sorte de cratère. Le clou est un volcan sous-cutané.

La cause intime des furoncles est un microbe, le *staphylocoque doré pyogène*, qui pénètre de la surface de la peau dans l'intérieur des glandes. Il faut que le terrain lui soit préparé par le lymphatisme, la fatigue, le surmenage, ou mieux par certaines maladies générales, telles que le diabète, les affections du foie et des reins, l'alcoolisme. C'est pour cette raison que l'analyse des urines s'impose toujours, en cas d'éruptions furonculeuses.

Méfions-nous des anthrax indolents ou peu douloureux : ils sont toujours très graves. On les constate souvent, avec leurs gangrènes envahissantes, chez les diabétiques. Il faut éviter de presser et de brutaliser ces petites tumeurs : on se contentera de les mettre à l'abri des frottements, par le moyen d'un emplâtre à l'oxyde de zinc. Si le clou se développe quand même, on aura recours aux pulvérisations d'eau phéniquée faible, une séance de dix minutes toutes les deux heures : dans les intervalles, on maintiendra des compresses d'ouate hydrophile boriquée ou de petits cataplasmes d'amidon soigneusement faits. C'est ainsi que la région se dégonfle, se décongestionne et se déterge, l'incision au bistouri ou au thermo-cautère devenant rarement nécessaire. Il va sans dire aussi que l'on prescrira le régime alimentaire et les médicaments parallèlement appropriés à l'état général du malade. Une ou deux cuillerées à café de sulfate de soude sont toujours favorablement accueillies par l'organisme et éviteront, parfois, des poussées ultérieures de clous, à la condition de continuer une quinzaine de jours ce traitement dépuratif. Un excellent moyen de faire avorter les clous à leurs débuts, c'est de les toucher avec un mélange d'un tiers d'iode et deux tiers d'acétone; mais il ne faut pas attendre pour faire cette petite cautérisation préventive.

On me demande fréquemment mon opinion sur la valeur de la levure de bière contre les diverses dermatoses et notamment contre les clous, furoncles, anthrax, etc. A mon avis, cette action est incontestable et même, parfois, merveilleuse, toutes les fois que les éruptions sont liées à un mauvais état du tube digestif : constipation, entérite, catarrhe gastro-intestinal, irrégularités du fonctionnement du foie, etc.

Il est probable que les éruptions furonculeuses et, en général, toutes les suppurations glandulaires de la peau, sont excitées et activées par des fermentations putrides ou septiques, émanées du tube digestif. En arrêtant cette élimination de « toxines », les levures (et celle de la bière représente, à coup sûr, la plus active de toutes, surtout lorsqu'elle est convenablement préparée), les levures, dis-je, arrêteront parfaitement un anthrax en voie d'évolution, abrégeront sa durée et préviendront des poussées nouvelles, parfois interminables, chez certains sujets.

Quant aux inconvénients de la médication, je ne les ai constatés que dans les cas de produits altérés ou de qualité inférieure : les pesanteurs, les aigreurs, les renvois acides, la diarrhée n'existent point lorsqu'on fait emploi des levures sélectionnées, de conservation stable et de tolérance toujours parfaite. Bien plus, on assiste fréquemment à une amélioration notable dans les phénomènes de la digestion. Ce sont les troubles digestifs anciens et négligés qui créent, le plus souvent, une diminution de résistance de la peau aux prétentions des microbes de l'infection et de la suppuration. C'est donc en améliorant les fonctions gastro-intestinales qu'on amendera la furonculose et ses analogues.

Il faut aussi pratiquer une antisepsie rigoureuse de la peau, au moyen des pulvérisations chaudes répétées et des compresses de coton hydrophile. On emploiera, pour un demi-litre d'eau bouillie tiède, une cuillerée à soupe de glycérine, une aussi d'alcool camphré, 10 grammes d'acide borique, 2 grammes d'acide phénique et 1 gramme d'acide salicylique. Cette formule est également très bonne dans certains cas d'acné confluente du dos et de la poitrine chez les jeunes filles.

XX

QUELQUES FORMULES COSMÉTIQUES
IMPORTANCE DU RÉGIME

Il est bon de connaître une formule agréable et efficace de vinaigre aromatique, pour employer en lotions, coupé d'eau, dans le but de rafraîchir et de raffermir les chairs. Prenez 500 grammes d'alcool absolu, ajoutez-y 300 grammes d'acide acétique cristallisable, 2 grammes de menthol, 1 gramme de thymol, et 30 gouttes de chacune des essences : girofle, cannelle de Ceylan, vanille, lavande, néroli, romarin, badiane et petit grain ; ajoutez, enfin, 10 grammes de teinture de musc, 5 de teinture de myrrhe et 5 de teinture d'opoponax ; laissez huit jours au contact et filtrez pour l'emploi.

Voici, maintenant, la formule d'un excellent lait virginal pour lotions intimes. On l'emploie à la dose d'une cuiller à café pour un verre d'eau chaude non bouillie :

Alcoolat de roses de Provins . .	100
— de citron ou d'orange .	60
Teinture de benjoin vanillé. . .	40
— de baume de la Mecque.	25
Ammoniaque à 22°	2
Essence de géranium rosat. . .	1
M.	

Pour blanchir la peau, on se sert d'une crème à base de lanoline 60, eau oxygénée 20 et teinture de benjoin 10.

L'eau oxygénée diluée (en pâtes ou en élixir) blanchit aussi fort bien les dents, et cela, sans nul inconvénient.

Dans le choix délicat des cosmétiques, évitons toujours les odeurs violentes, capables d'alanguir et d'énerver les tempéraments impressionnables, principalement les neurasthéniques.

Voici la formule d'une excellente crème pour le teint :

Glycérine redistillée	80	grammes.
Lanoline vraie	60	—
Vaseline blanche.	40	—
Blanc de baleine	30	—
Savon médicinal	10	—
Eau de roses.	15	—
Chlorate de soude	10	—
Essence de violettes.	20	gouttes.
— de bergamote. . . .	15	—
— de lavande	10	—
	M.	

(Mélanger sur un feu doux.)

Il va sans dire que toute personne *délicate de la peau* doit être soumise au régime des herpétiques.

L'eczéma, l'acné et la plupart des maladies de peau ne sont pas des affections locales, des affections de « l'écorce ». C'est toujours le reflet d'un état constitutionnel de l'organisme, état qui requiert, avant tout, un traitement général.

Ordinairement, je conseille de prendre tous les matins, pendant trois ou quatre semaines, une cuillerée à café dans une grande tasse de tisane chaude de pensée sauvage, une cuillerée à café, dis-je, dela poudre alcaline et laxative suivante :

Magnésie lourde	80
Benzoate de soude	60
Phosphate trib. de chaux. . .	30
Chlorure d'ammonium . . .	5
M.	

Cette poudre modifie l'arthritisme et le lymphatisme, qui sont les deux états constitutionnels présidant le plus volontiers à l'invasion des dermatoses.

Lorsque le lymphatisme est plus prononcé, j'ai recours, en outre, aux pilules d'iodure d'arsenic : 5 milligrammes de ce sel, deux fois par jour, dans 30 centigrammes d'extrait de feuilles de noyer (à prendre avant les repas).

Le régime alimentaire doit être beaucoup plus végétal qu'animal et consister surtout en légumes verts, laitage, œufs frais, pain de ménage rassis, bière légère comme boisson. Ce qu'il importe surtout d'éviter, ce sont les poissons à chair colorée et les poissons verts, les crustacés, les mollusques, les viandes salées et les gibiers, les fromages fermentés, les légumes acides ou avec cosses, les boissons alcooliques, les condiments (même le sel pris en excès), le thé, le café. Parmi les viandes à recommander, signalons le veau braisé, les viandes gélatineuses, la volaille bouillie ou en daube.

Tous les fruits bien mûrs sont en général, excellents. Les pâtisseries et sucreries sont à éviter : leur abus entraine assez souvent des *poussées* dermiques.

La vie en plein air, l'exercice, le calme de l'esprit et du cœur (pratiques d'hygiène élémentaire excellentes pour tous les malades), conviennent principalement à la cure des herpétiques, dont le système nerveux est aisément excitable et fort important à mater ou à *équilibrer*, tout au moins.

XXI

BAINS MÉDICAMENTEUX ARTIFICIELS

Ces bains varient suivant les cas. Lorsque la peau est sèche, et que les pores transpirent difficilement, le bain de vapeur, alterné avec le bain tiède boriqué (200 à 300 grammes d'acide borique pour 200 litres d'eau), rendra certains services. Contre l'ichthyose (disposition écailleuse de la peau), je préconise les bains prolongés avec 500 grammes de glycérine et 20 grammes d'acide salicylique : cette formule convient également à la kératose pilaire. Contre l'acné et les clous, rien ne vaut le bain avec 3 kilos de sel gris et un litre de sulfure liquide de potassium.

L'herpès et l'eczéma se trouvent bien des bains émollients, à base d'infusion de tilleul, de son, d'amidon et additionnés d'un peu de borax ou de bicarbonate de soude (il est essentiel de ne pas avoir la main trop lourde en ajoutant ces sels, qui irritent parfois, à dose trop concentrée, certaines peaux délicates). Les suppurations et les infections de la peau nécessitent les bains antiseptiques à base de naphtol, de résorcine, de permanganate de potasse et même de sublimé. Le prurigo et les affections prurigineuses guérissent par les bains gélatineux, phéniqués ou acides (on emploie ordinairement l'acide chlorhydrique, *vulgo* esprit de sel, et l'on a recours, comme pour le sublimé, à une baignoire de bois). Contre la séborrhée, je conseille les bains avec le savon noir émulsionné par l'essence de térébenthine (60 grammes de chaque) ; contre le psoriasis, l'huile de cade émulsionnée par la teinture de bois de panama et additionnée de sel ammoniac.

Formule de bain de mer artificiel. — Ajoutez, à 200 litres d'eau à 37°, 5 kilos de sel marin, 2 kilos de sulfate de soude, 500 grammes de chlorure d'ammonium et 300 grammes de chlorure de calcium, et parfumez avec 30 grammes de teinture de lavande ; vous aurez ainsi un bain tonireconstituant contre le lymphatisme, les chairs molles, les relâchements de la peau et des muqueuses. Cette sorte de bain de mer artificiel peut être pris, avantageusement, deux ou trois fois par semaine.

Les *bains de petit-lait* s'emploient surtout à Ischl ; en France, leur usage est complètement inconnu. Leur but est de modérer l'action excitante que les eaux chlorurées sodiques fortes exercent sur les femmes à peau fine et délicate. En outre de cet effet calligène, ces bains tempèrent la stimulation générale et locale que provoque l'eau salée, sans rien enlever aux effets toniques de celle-ci.

Avec la gélatine, on arrive à des résultats assez analogues, et avec moins de frais.

Bain de modestie. — On appelait autrefois ainsi un bain avec l'émulsion d'amandes, dont le mélange laiteux ne permet point au corps de transparaître. Je recommande ce bain aux peaux sèches, affectées d'ichthyose ou de kératose : on peut y ajouter avec avantage 250 grammes de glycérine.

Bain onctueux et parfumé. — 500 grammes de gélatine dissoute, 500 grammes d'amidon, un litre d'eau de roses, 50 grammes de teinture d'opoponax et 25 grammes d'eau-de-vie de lavande, donnent à un bain de 200 litres des propriétés toniques, adoucissantes et suaves tout ensemble. Je le conseille à toutes les grandes coquettes.

Le bain préparé avec une décoction d'un kilogramme de bractées de tilleul jouit de vertus sédatives et antispasmodiques.

XXII

LES NŒVI OU ENVIES

Les *nœvi* (vulgairement *envies*) sont des signes de naissance qui apparaissent sous la forme de taches vasculaires à la peau : dues à la dilatation et à la multiplication des vaisseaux sanguins, ces taches peuvent affecter la couche pigmentaire de la peau et le système pileux. Presque invisibles à la naissance, elles peuvent acquérir, après quelques années, un volume considérable et dégénérer en tumeurs érectiles. Le public les attribue à certains désirs de la mère au cours de la grossesse et s'ingénie à les assimiler à du sang, à du vin, à des fraises, à des framboises, à du raisin. Ce sont ordinairement des veines qui les occupent : d'où leur coloration bleue, leur dimension progressive, leur turgescence sous l'influence des cris et des efforts.

Le nœvus poilu, saillant et rugueux, est assez fréquent au visage, et constitue souvent une véritable difformité autour de la bouche ou des yeux, sans parler des troubles fonctionnels et des douleurs névralgiques qu'il peut occasionner.

Il n'est pas impossible qu'une impression maternelle, retentissant sur le système nerveux de l'enfant, puisse produire cette difformité congénitale : mais on a singulièrement exagéré et fréquemment romantisé les faits observés. Ce qui paraît certain, c'est que les *angiômes*, taches ou tumeurs vasculaires, sont plus fréquents chez les petites filles que chez les petits garçons.

Rarement les nœvi disparaissent par la compression, en dépit des affirmations théoriques de certains auteurs. En revanche, lorsqu'il s'agit de taches peu proéminentes, on réussit parfois à oblitérer les petits vaisseaux par le moyen des badigeonnages de perchlorure de fer ou de collodion iodé, et surtout par l'inoculation du vaccin, lorsqu'il s'agit d'un enfant nouveau-né.

Lorsque le mal résiste, on aura recours à des cautérisations par la pointe fine du thermocautère, ou mieux à l'électropuncture, qui est le procédé de choix. Le courant voltaïque variera de 3 à 10 milliampères, selon l'importance de la lésion, et l'aiguille de platine sera maintenue dans les tissus pendant 5 à 10 minutes, afin d'y produire les réactions nécessaires. Je conseille, d'ordinaire, une séance par quinzaine, lorsqu'on opère sur de très jeunes enfants, ce qui est habituellement la règle : car on n'a aucun intérêt à laisser grossir et s'aggraver de petites tumeurs essentiellement bénignes.

L'électropuncture bien faite ne laisse aucune cicatrice; c'est la même petite opération dont j'ai parlé, maintes fois, pour la préconiser dans la cure radicale de la couperose, ainsi que pour la suppression définitive et sans repousse des poils importuns enlaidissant les plus jolis visages.

Il ne faut jamais négliger, ainsi que je l'ai dit plus haut, d'opérer de bonne heure ces petites difformités de la peau, surtout lorsqu'elles représentent une masse molle constituée par une sorte de tissu caverneux, aisément transformable en tumeur anévrismale, principalement lorsque le nœvus occupe les parties supérieures de la face et du cuir chevelu. Les formes stellaires ou étoilées, rappelant l'aspect d'une tête de Méduse, disparaissent parfois après une ou deux électropunctures.

On a préconisé aussi la méthode des scarifications. Je n'en suis point partisan : outre qu'elle est fort longue, elle ne donne pas souvent de bien bons résultats et peut (ainsi que le thermocautère, du reste) donner lieu à des hémorragies parfois inquiétantes chez le nouveau-né.

Fréquemment, des lectrices m'ont interrogé par correspondance pour se faire adresser un traitement radical de certains grains de *beauté*, considérés par elles (oh ! antiphrase), comme des semences de laideur ou, tout au moins, de disgrâce. Je résiste toujours, quoi qu'il m'en coûte de tromper leur attente, à ces demandes de traitements ; car j'ai vu fréquemment des accidents graves survenir par ces *cures* mal surveillées. Le grain de beauté peut, en effet, parfois, sous l'influence d'irritations trop répétées et inopportunes, devenir le point de départ du cancer mélanique de la peau. J'ai vu aussi certaines verrues, dénommées scientifiquement *molluscum pendulum*, se transformer, à la suite d'arrachement ou de section maladroitement opérés, en fibrosarcômes d'allure rapidement mortelle. Pour toutes ces tumeurs, il faut préconiser exclusivement l'extirpation par le bistouri, lorsqu'il devient pénible ou périlleux de les conserver, par suite de leur position disgracieuse et de leur exposition à des chocs ou à des contusions répétées. Tout autre mode de destruction est insuffisant ou dangereux : outre qu'il expose à des cicatrices vicieuses (alors que le couteau ne laisse qu'une trace le plus souvent insignifiante), le traitement de ces élevures loin du spécialiste est fertile en complications souvent sérieuses. J'en voyais récemment un exemple chez une cliente, ayant traité un grain de beauté de l'aile du nez par des applications de collodion salicylé, et qui faillit succomber à un érysipèle de la face.

XXIII

LES VERRUES

Les verrues disparaissent, habituellement, par les cautérisations les plus légères; l'acide acétique ou le collodion salicylé au dixième ont toutes nos préférences, dans la pratique.

Pour les personnes pusillanimes, qui redoutent ces cautérisations, même légères, on peut conseiller le traitement interne. Une cuiller à café de magnésie calcinée, tous les matins, dans une tasse de lait ou bien (si l'intestin est sensible) trois cuillerées à soupe d'eau de chaux médicale, ont donné d'excellents résultats à divers auteurs. Pour ma part, je préfère l'iodure d'arsenic, à la dose de 2 à 3 milligrammes à chaque repas.

Lorsque les verrues sont *confluentes*, il existe un moyen expéditif de les faire disparaître, c'est de les brûler avec les rayons solaires, concentrés à l'aide d'un verre bi-convexe : ces petites tumeurs ont une faible vitalité et disparaissent ainsi promptement. On évite leur retour par un petit traitement interne ainsi libellé : chaque matin, une pelle à sel de magnésie calcinée, délayée dans un peu de lait; avant chaque repas, quatre gouttes de teinture d'iode et quatre gouttes de liqueur de Fowler, simultanément, dans un verre à madère de vin de malaga ou de moscatel.

Que faut-il penser de la contagion des

verrues? A mon avis, ce mode de propagation est indéniable : j'ai observé bien des cas d'inoculations par le sang des petites tumeurs maladroitement traitées. Il est bon, par conséquent, de prendre certaines précautions, surtout lorsqu'il s'agit d'enfants ou de jeunes filles, spécialement prédisposées. Contre les verrues *planes*, qui siègent au visage et qui sont légèrement rosées, je me suis bien trouvé de la pommade :

Glycérolé d'amidon	30
Précipité blanc	2
Salicylate de bismuth. . . .	1
Acide benzoïque.	0,50

M.

J'ai eu, dernièrement, à traiter des cicatrices multiples de la face causées par des verrues *traitées* (?) avec un caustique de charlatan. Les courants continus et le résonnateur de haute fréquence ayant échoué, j'ai conseillé l'électrolyse monopolaire négative, qui eut un succès complet : mais il va sans dire que ce genre de traitement ne saurait être manié que par un spécialiste expérimenté... Lorsque tout reste impuissant, bien des cicatrices vicieuses ou difformes, d'opérations ou de suppurations, peuvent encore se pallier, par la méthode viennoise des injections de paraffine, qui viennent combler, artificiellement, certaines dépressions.

Un mot, pour terminer, sur les *verrues planes*, ces petites papules peu saillantes, irrégulières, jaune chamois, qui tendent à se grouper en plaques de dessin varié. Fréquentes chez les enfants et chez les jeunes filles, elles apparaissent, de préférence, au visage et aux mains et guérissent parfois spontanément, ou par quelques séances d'électrolyse. Toutes les éruptions verruqueuses du visage se traitent par les attouchements *légèrement* pratiqués avec le mélange suivant :

Glycérine.	15
Résorcine	0.25
Acide salicylique	0.20
Sublimé	0.05
	M.

A l'intérieur, je donne, chaque matin, dans une cuillerée de lait, une pelle à sel de magnésie calcinée et, avant chaque repas, 3 à 4 gouttes du mélange :

Liqueur de Fowler	15
Malate de fer	10

Le teint ne tarde guère à redevenir normal.

Lorsque *les verrues planes*, aplaties, un peu rosées, s'accompagnent de sécrétions huileuses ou graisseuses de la peau, on les badigeonne, matin et soir, avec le mélange :

Benzine.	15
Soufre.	8
Camphre.	2
Acide salicylique.	1

M. S. A.

L'un de nos confrères d'outre-Manche, le Dr Evershed, recommande, contre les verrues, une méthode qui est d'une grande simplicité et, paraît-il, très efficace ; l'emploi des compresses d'eau de mer chaude, ou, à son défaut, d'une solution concentrée chaude de sel marin, pendant dix minutes, deux fois par jour. Il faut, toutefois, plusieurs semaines, pour obtenir la disparition des petites tumeurs, disparition qui s'opère sans douleur ni cicatrices. Cette méthode est d'un emploi facile actuellement, puisqu'on trouve dans toutes les pharmacies de l'eau de mer stérilisée.

XXIV

LES ENGELURES

On nomme engelures les désagréables tuméfactions causées par l'action du froid sur les tissus vivants.

Comme la brûlure, l'engelure reconnait trois degrés principaux. Dans le premier degré, on observe une rougeur violacée avec enflure ; dans le deuxième, l'épiderme a été soulevé et le derme s'est ulcéré ; enfin, dans le troisième degré, il y a gangrène, c'est-à-dire mortification des tissus vivants, sous une épaisseur plus ou moins grande. Ce troisième degré de congélation est, heureusement, assez rare dans la pratique.

Ce n'est pas précisément le froid qui produit l'engelure, c'est la réaction inflammatoire prenant naissance au sein des tissus refroidis. C'est pourquoi l'on évite, presque toujours, les accidents, en redoutant le brusque passage du froid à la chaleur. C'est surtout dans la saison automnale que la peau se montre susceptible. C'est aussi avant l'hiver qu'il importe de se soigner, si l'on veut prévenir la prolongation des engelures parfois jusqu'au mois de juin !

A la contraction des vaisseaux par le froid, succède la dilatation et la congestion locales, suivies, elles-mêmes, d'exsudation et d'infiltration séreuses, dans l'épaisseur du tissu cellulaire qui double la peau. Ce sont, de préférence, les régions corporelles éloignées du centre circulatoire (mains, pieds, nez, oreilles) qui sont frappées par l'action du froid : car elles se défendent moins bien, leurs vaisseaux capillaires étant ténus et contractiles par excellence.

Les constitutions chétives et nerveuses, les tempéraments lymphatiques (enfants et femmes) sont surtout prédisposés aux engelures, dont le développement se généralise, chez eux, parfois et dont la ténacité désespère les meilleurs traitements.

La sédentarité et l'exercice musculaire insuffisant, l'habitude des chaufferettes, l'action de présenter à la flamme d'un foyer des parties engourdies par le froid : voilà les causes habituelles des engelures et l'occasion de leur apparition chez les personnes diathésiques. A l'engourdissement succède une sensation de tension, puis d'engorgement ferme et dur, avec chaleur locale, rougeur bleuâtre et démangeaisons insupportables, surtout à la chaleur du lit. Lorsque l'engelure passe au deuxième degré, elle se fissure, se crevasse dans les endroits les plus distendus : des vésicules font place à des ulcérations grisâtres et douloureuses, difficiles à cicatriser et laissant sourdre une sorte de suppuration rosée sanguinolente.

On prévient les engelures par un régime alimentaire tonique, la vie en plein air et l'exercice actif. Comme modificateurs du lymphatisme, il faut conseiller l'iode, l'arsenic et le phosphore, que l'on peut aisément réunir ainsi en une seule préparation :

Teinture d'iode iodurée.	25
Glycérophosphate de soude. . . .	50
Liqueur arsenicale Pearson. . . .	20
Malaga vieux	pour un litre.

F. S. A.

(Une cuillerée à soupe avant chaque repas pour les adultes ; la moitié ou le tiers de cette dose pour les enfants.)

Les régions prédisposées aux engelures doivent être stimulées par des lotions d'eau de Cologne, d'eau-de-vie de lavande ou de vinaigre de toilette. On évitera l'emploi de l'eau chaude pendant la saison froide, pour les ablutions. Une excellente manière de prévenir les engelures des pieds (de beaucoup les plus fréquentes) c'est d'avoir recours aux pédiluves sinapisés : 300 grammes de farine de moutarde délayés dans 3 à 4 litres d'eau tiède (l'eau chaude tue le ferment de la moutarde). Pris deux ou trois fois par semaine, pendant un quart d'heure, ces bains de pieds favorisent la circulation dans les talons et les orteils particulièrement et rendent ces régions, si vulnérables, susceptibles de réagir utilement à l'action du froid le plus intense.

Dès les premiers picotements de l'engelure, on favorisera la réaction curative par les frictions de jus de citron, suivies d'applications, sur la région endolorie, d'une bonne couche de la pommade suivante, recouverte ensuite d'ouate et de taffetas gommé :

Glycérolé d'amidon.	60
Baume du Pérou.	20
Aristol	10

M.

S'il y a commencement d'ulcération, on saupoudrera les petites plaies avec le dermatol ou l'aristol, que l'on recouvrira d'un morceau de mousseline ou de tarlatane imbibée avec un mélange de glycérine bien neutre et de baume du Commandeur, parties égales.

Pour guérir promptement les engelures du nez et des oreilles, on les lave avec l'eau de noyer ou de cerfeuil légèrement boriquée. Tous les soirs, en se couchant, on frictionne, cinq minutes, avec la pommade :

Lanoline	40
Eau oxygénée	10
Précipité blanc.	1

M.

Pendant la journée, on peut se contenter de saupoudrer la région malade avec une veloutine antiseptique et astringente, composée de moitié talc de Venise, un quart d'amidon de riz porphyrisé et un quart de salicylate de bismuth. Cette poudre tient suffisamment, sans nécessité d'aucun corps gras.

Les engelures du nez et des oreilles se traitent en badigeonnant légèrement, matin et soir, la région atteinte, avec :

Teinture de benjoin	45
Formaldéhyde	1

Morphine	0.50
Cocaïne	0.40

M.

et l'on recouvre d'ouate ordinaire. On obtient ainsi l'arrêt *presque immédiat* des démangeaisons plus ou moins cuisantes. La tuméfaction diminue peu à peu et fait place à un certain épaississement de l'épiderme, qui prévient toute récidive ultérieure.

XXV

TRAITEMENT DES BRULURES

Lorsqu'on peut intervenir immédiatement, le bon vieux *liniment oléo-calcaire* (mélange d'huile et d'eau de chaux), suivi d'enveloppement ouaté, est toujours efficace. Une pommade, avec 10 grammes de baume du Pérou, 1 gramme de créosote et 100 grammes d'axonge benzoïnée, rend aussi des services. Les compresses d'acide picrique (à 5 grammes pour un litre), appliquées après percement des phlyctènes, calment la douleur, dessèchent l'épiderme et procurent des cicatrices peu rétractiles. On renouvelle le pansement toutes les vingt-quatre heures. Son seul inconvénient est la coloration de la peau en jaune, coloration qui disparaît, d'ailleurs, par une solution saturée de carbonate de lithine employée en frictions.

Les brûlures *étendues* (même peu profondes) sont d'un pronostic toujours grave. On leur appliquera les bains tièdes prolongés, seule méthode capable de lutter avec succès contre les phénomènes généraux. Disons, enfin, que certaines brûlures se guérissent volontiers par des cicatrices vicieuses, qui appellent des opérations ultérieures. Il faut donc les surveiller avec compétence. Les brûlures ulcérées se pansent comme des plaies de cicatrisation difficultueuse. En appliquant, alternativement, des compresses d'eau boriquée et des poudres siccatives (dermatol, aristol, iodol, bismuth, etc.), on obtiendra, habituellement, une guérison rapide. Si l'ulcération est de mauvaise nature, on aura recours à la glycérine iodoformée sur de la gaze aseptique.

XXVI

LES VERGETURES

Les vergetures sont dues à l'éclatement de fibres du derme trop distendues, qui forment, en s'écartant, des mailles plus ou moins épaisses avec décoloration fréquente de la peau à leur niveau.

Je conseille, contre les vergetures, l'emploi des courants continus et de l'électrolyse. En se couchant, on fera un massage de cinq minutes avec la pommade suivante :

Lanoline.	45
Teinture d'ignatia	8
— de fève de Calabar	1
Chlorhydrate de quinine	2
Essence de cannelle de Ceylan . . .	1

M. S. A.

Lorsque les vergetures présentent une certaine sensibilité, je conseille le badigeonnage de la peau avec parties égales de teintures de benjoin, d'aloès et de chanvre indien, alcool camphré, extrait de belladone et acide citrique.

Il est bon de rappeler que souvent des démangeaisons sont entretenues par un mauvais état général (goutte, rhumatisme, diabète, maladies de foie, constipation habituelle) et par l'usage de certains aliments (mollusques, crustacés, sucreries, café, thé, tabac, etc.). On devra toujours combattre l'état nerveux concomitant par le moyen des antispasmodiques. Mais il faudra s'adresser non aux bromures (qui poussent à la peau), mais aux préparations de valériane.

XXVII

TRAITEMENT DES CICATRICES

Les cicatrices les plus communes et souvent les plus désagréables sont celles de la variole, de l'acné, du lupus, des brûlures. En dehors des interventions chirurgicales (scarifications, raclages, ablations, suivies de greffes), on obtient souvent d'excellents résultats par l'emploi du collodion à la résorcine ou des emplâtres à l'acide salicylique. La compression par une bande élastique et surtout l'électrolyse bien faite comptent aussi de nombreux succès. Enfin, une nouvelle méthode (que je n'ai pas encore eu l'occasion d'expérimenter, mais qui assouplirait promptement et complètement les cicatrices) consiste à injecter sous la peau la mixture suivante :

Eau distillée	10
Salicylate de soude	1
Thiosinamine	1

M. (à délivrer dans un flacon noir).

XXVIII

INDURATIONS GRAISSEUSES

Ces indurations, médicalement connues sous le nom de *panniculites*, siègent surtout au ventre, aux bras, aux épaules, à la poitrine. Outre qu'elles sont désagréables pour l'esthétique corporelle, elles donnent lieu, parfois, à des sensations de pression, de raideur et d'engourdissement, probablement par compression ou étouffement de filets nerveux. Les panniculites sont, d'ailleurs, fréquentes chez les femmes grasses d'un tempérament névropathique. On les atténue et on les fait disparaître par les massages à la lanoline iodurée et par les courants électriques continus ou alternatifs. Pour la cure de l'obésité, consultez mon *Hygiène de la beauté* (11e édit.).

XXIX

LES RIDES

Voici une excellente formule pour retarder l'apparition des rides et « se soustraire au temps, cet insigne larron ». Le matin, on se lave le visage, d'abord à l'eau très chaude, puis à l'eau très froide : cette lotion *écossaise* réveille la tonicité de la peau et empêche l'atrophie du plan musculaire dermique servant de *base de sustentation,* en quelque sorte, au vernis de l'épiderme, cet émail naturel trop sujet au craquelage ! Le soir, on fait, en se couchant, une lotion avec un mélange, par parties égales, de lait d'amandes et d'eau de Pagliari, parfumé avec une ou deux gouttes d'essence de roses : on poudre *légèrement* avec un mélange de 100 grammes d'amidon bien tamisé, 50 grammes d'oxychlorure de bismuth et 10 grammes d'alumnol. (Mélangez intimement.)

La vie au grand air, les veilles, les fatigues, les chagrins, l'excès du rire ou des pleurs, l'abus des poudres de riz et des fards prédisposent aux rides.

Lorsque les rides sont constituées au point de former des pendeloques, des bajoues, la chirurgie seule peut améliorer la situation, à moins de vouloir adopter le procédé du duc de Richelieu, qui nous est ainsi rapporté dans les Mémoires de la duchesse d'Abrantès : « Aux derniers mois de sa vie, il était si coquet, que pour cacher ses rides, il se faisait tirer la peau sur le haut de la tête, et lorsque le valet de chambre l'avait amenée à lui, il la liait avec un ruban ; puis on recouvrait le vieux chef et la vieille peau avec une perruque bien poudrée. Ensuite, comme, par le déplacement de la peau, les sourcils étaient remontés d'un pouce, on en peignait d'autres. Il n'y avait que les oreilles qui s'en allaient aussi derrière la tête et qu'on ne pouvait pas ramener... »

L'électricité bien appliquée (au début) réveille la nutrition des tissus, tonifie les fibres musculaires paralysées et active la gymnastique cellulaire. Elle est préférable aux massages, qui donnent généralement peu de résultats, surtout lorsqu'on les pratique avec des appareils plus ou moins aveugles : le massage vibratoire m'a même paru accentuer, parfois, le fripement de la peau.

On évite les rides par la vie régulière et

vertueuse ; en soignant l'amaigrissement ; en modérant les sports de plein air et les abus de la vie mondaine. Stendhal dit, avec raison, que la pureté de l'âme et l'absence de toute émotion haineuse prolongent la jeunesse. Les rides, cicatrices de la vie, sont l'apanage anticipé de tous ceux qui vieillissent prématurément par le corps ou par l'esprit.

XXX

HYGIÈNE OCULAIRE

L'*orgelet* n'est qu'une forme de clou survenant aux bords des paupières. Il récidive avec une désespérante ténacité chez certaines jeunes filles et jeunes femmes. Lorsqu'il résiste à la levure, on doit employer, à l'intérieur, le mélange de miel et de soufre lavé (à la dose de 4 grammes tous les matins) ; éviter les fatigues et le surmenage et soigner les fonctions menstruelles, souvent irrégulières et insuffisantes comme dépuration.

Localement, les cataplasmes d'amidon chaud, les lavages avec le sublimé très dilué (au dix-millième), les pommades à l'huile de cade et au cold-cream frais donnent d'excellents résultats.

Les irritations palpébrales viennent souvent d'un régime trop stimulant, du séjour habituel dans une atmosphère viciée, chaude, enfumée ; du travail nocturne exagéré ; de l'emploi des fards et des teintures ; de l'action d'un air vif et poussiéreux (automobilisme). Certaines précautions hygiéniques peuvent, évidemment, atténuer ces causes. Comme lotions, nous préconisons volontiers les lotions chaudes avec l'infusion de feuilles de noyer, qui agit par la petite quantité de tannin qu'elle renferme.

Pourquoi louche-t-on ? C'est fréquemment par suite d'un vice de développement de l'appareil visuel, c'est-à-dire d'une malformation congénitale. On trouve souvent, parmi les ascendants des strabiques, des névrosés, des hystériques, des alcooliques : c'est, comme l'on dit aujourd'hui, *un stigmate de dégénérescence*. Le traitement consistera, d'après Cohn, à bander pendant une demi-heure, tous les jours, l'œil sain des enfants atteints. Après cinq ans, on leur fera porter des verres convexes et on les soumettra aux exercices stéréoscopiques, souvent excellents et curatifs (dans un tiers des cas environ). Vers dix ans, si la guérison n'est point survenue, on aura recours à l'opération : cette dernière pourvoit toujours au *desideratum* esthétique, même si les résultats fonctionnels n'en sont point absolument parfaits.

Peut-on guérir la cataracte sans opération ? Il ne faut pas trop y compter. Mais on peut toujours essayer les bains locaux et les injections sous-conjonctivales d'iodure de potassium, qui, parfois, ont semblé retarder l'évolution fatale de l'opacité cristallinienne. J'en ai lu, récemment, plusieurs observations.

Que faire contre les boursouflures des paupières ? Il importe de ménager, d'abord, la vision et d'éviter les veilles, le travail trop assidu, etc. Trois fois par jour, on appliquera, pendant cinq minutes, sur les yeux fermés, des compresses chaudes d'ouate hydrophile imbibée d'une solution boriquée et résorcinée. (On emploiera, avec avantage, l'infusion de fleur de sureau, à laquelle on ajoutera, par tasse de 200 grammes, cinq grammes d'acide borique et cinquante centigrammes de résorcine.)

Le soir, en se couchant, on pratiquera des onctions douces, le long du bord libre des paupières, avec une pommade composée de cold-cream très frais, 40 grammes, précipité blanc 0,20 centigrammes et huile de cade, 0,10 centigrammes.

Il est sage, en cas de boursouflure persistante, surtout au lever, de songer à analyser ses urines : car c'est souvent le premier symptôme d'une maladie insidieuse et cruelle entre toutes : l'*albuminurie*.

Crayons pour les sourcils et les cils. — Voici une bonne formule, capable de farder l'insuffisance des sourcils et des cils, et, en même temps, de favoriser leur repousse. Prenez une partie de lanoline, deux de baume du Pérou, trois de paraffine ; faites fondre ; agitez avec une spatule, en ajoutant du noir de fumée jusqu'à consistance un peu molle. Retirez du feu, ajoutez 0,25 de pilocarpine, en continuant à agiter la masse jusqu'à refroidissement : on lui donne, alors, la forme de crayons qui en facilite l'emploi journalier.

Contre l'irritation oculaire causée par un courant d'air, par les larmes, etc., je conseille, dans une œillère, un bain *chaud* local toutes les deux heures avec le mélange :

Liq. de Van Swieten	200
Eau distillée de roses	150
Acide salicylique.	1

M.

XXXI

LES SEINS

Rien n'est plus commun à traiter que la flétrissure des seins. L'âge et l'allaitement ne sont pas, comme on pourrait le croire, les causes les plus fréquentes de l'atrophie et de la perte de fermeté des organes mammaires. Le plus souvent, cette déchéance est due à un défaut de nutrition générale, à une perte de tonicité nerveuse et à des régimes intempestifs (suppression des liquides et des féculents) institués sous le fallacieux prétexte d'éviter l'embonpoint. Si encore il ne s'agissait, pour ces maniaques des formes esthètes, que de perdre les attributs de la poitrine et de ressembler à des garçons manqués..., tous les goûts sont dans la nature. Malheureusement, l'atrophie des seins précède et accompagne assez souvent le début des affections de poitrine et de la terrible tuberculose. Force est bien de revenir, alors, à la diète grasse, à l'huile de foie de morue et aux autres agents de reconstitution adipeuse ! Trop tard, hélas !...

Outre le traitement général, toujours indispensable dans les cas de flétrissure mammaire (et variable suivant les causes et les constitutions), il faudra aider à la nutrition et au relèvement des glandes par les courants électriques, toujours favorables à la santé thoracique générale et dénués d'inconvénient, lorsqu'on ne dépasse pas les limites thérapeutiques.

Chez les nourrices. — Rien n'est plus insupportable que les gerçures. Outre qu'elles peuvent occasionner de dangereux abcès, elles forcent souvent, par les souffrances qu'elles occasionnent, à interrompre l'allaitement. Un excellent traitement consiste à badigeonner les excoriations, trois fois par jour, avec une solution de permanganate de potasse à 3 p. 100. Pendant la durée du traitement, la nourrice donnera le sein revêtu d'une tétine en étain pur.

On peut aussi badigeonner les mamelons avec la teinture de benjoin additionnée de 2 p. 100 de salol.

Comment faire grossir les seins ? — Tel est le *desideratum* de bien des femmes minces : elles désirent rester minces et conquérir pourtant cette opulence du corsage inséparable de la vraie beauté. Pour arriver à ce but, il faut agir sur la *glande* mammaire seulement et éviter les régimes et les traitements d'engraissement proprement dit.

Parmi les médicaments agissant d'une façon élective sur la nutrition *spéciale* des seins, signalons l'extrait d'ortie blanche, l'extrait de galéga, l'extrait de semences de cotonnier, les essences tirées des ombellifères et, accessoirement, la lécithine, le tannin, les phosphoglycérates, les arsenicaux. On édifiera, sur ces données scientifiques, diverses formules, variables suivant les cas.

Mais le plus important est d'agir *localement* par les courants électriques d'induction, faciles à appliquer et sans aucun danger, sous une direction médicale autorisée. En quelques semaines, cette méthode donne généralement les meilleurs résultats, surtout lorsqu'il s'agit d'atrophie mammaire ayant succédé à l'allaitement. Quant à la méthode, récemment préconisée, des injections de paraffine en cette région, la pratique nous a démontré qu'elle ne répond guère aux promesses théoriques et peut même entraîner des accidents assez dangereux. Autant cette méthode peut être utile pour remédier à des déformations nasales, ou à certaines cicatrices vicieuses, autant elle nous paraît aléatoire et suspecte dès qu'il s'agit de la poitrine féminine.

Pour augmenter le volume des glandes mammaires, on doit employer, de préférence, les courants intermittents produits par un appareil d'induction volta-faradique (il en existe de très portatifs et à très bon marché). Le pôle négatif (boule de cuivre ou tampon humide) s'applique, immobile, entre les deux seins : l'autre, armé du petit balai de cuivre, joue le rôle du pôle positif. On promène ce dernier autour du mamelon, d'abord, puis, sur le mamelon, pour exciter les orifices de la glande ; ensuite, sur toute l'étendue du sein, en partant toujours du centre vers la périphérie. Telle est la technique ordinaire.

Les résultats plastiques désirés s'obtiennent en quelques semaines, par une séance de 10 à 15 minutes, répétée toutes les 24 heures. Tout en augmentant, peu à peu, l'énergie du courant voltaïque, il est absolument inutile de provoquer des réactions douloureuses, plutôt nuisibles au bon résultat final que véritablement favorables à la réfection élémentaire de la glande atrophiée.

Larousse émet l'assertion suivante : « Les femmes ont toujours regardé une belle gorge comme un de leurs attraits les plus enviables, témoin le soin qu'elles mettent à la montrer, quand elles en ont, et à la simuler quand elles n'en ont pas. »

Il n'y a que le poète qui, par esprit de contrariété probablement, soit d'un avis opposé :

Qu'importe ton sein maigre, ô mon objet aimé!
On est plus près du cœur quand la poitrine est plate.
Je crois voir, comme un merle en sa cage enfermé,
L'amour, entre tes os, rêver sur une patte.

(Louis Bouilhet)

Que faut-il penser des ventouses mammaires contre l'atrophie des seins? A mon avis, elles augmentent momentanément la vitalité circulatoire et gonflent le parenchyme : mais cette action ne se soutient pas et n'exerce aucune influence sérieuse sur la nutrition glandulaire. Mêmes reproches au massage et à la succion du mamelon. L'électricité est très supérieure à ces méthodes, surtout lorsqu'elle est aidée du traitement interne.

XXXII

L'HYGIÈNE DENTAIRE

J'ai souvenance du début d'un prospectus lancé par feu Préterre :

« Sans de bonnes dents, pas de mastication.
Sans mastication, pas de digestion.
Sans digestion, pas d'assimilation.
Sans assimilation, pas de nutrition.
Sans nutrition, pas de santé.
Sans santé, mieux vaut la mort.
De là l'importance d'avoir soin de ses dents. »

La forme aphoristique est peut-être charlatanesque, mais le fond est absolument vrai. Faut-il ajouter qu'une jolie bouche constitue un puissant attrait.

On conserve et on embellit les dents par les lavages buccaux fréquents, les poudres, l'usage du cure-dent (toujours en plume) et de la brosse (plutôt dure). Ce sont surtout les arthritiques qui doivent prendre soin assidument de leur bouche, parce qu'ils sont prédisposés au tartre, à l'érosion dentaire, à la périostite expulsive, etc... Il faut éviter les dentifrices trop riches en essences ou en salol (actuellement à la mode), parce qu'ils irritent fréquemment les muqueuses. Je conseille, comme poudre, un mélange à parties égales de craie préparée, magnésie lourde, perborate de soude, savon amygdalin, parfumé avec quelques gouttes d'essence d'anis, de menthe et de romarin. On doit user de cette poudre tous les matins et se rincer ensuite, simplement, à l'eau bouillie tiède.

De temps à autre, il faut employer, pour le rinçage, un antiseptique liquide énergique.

Une bonne formule d'élixir dentifrice pour la désinfection de la bouche et des dents, consiste en un mélange, par parties égales, des teintures de myrrhe, de cochléaria, de quinquina, de gaïac, de pyrèthre et de ratanhia, des alcoolatures de menthe poivrée, de badiane et de romarin : on ajoute à cette sorte d'élixir 2 pour 100 de salol et 1 pour 100 de saccharine. La moitié d'une cuiller à café dans un demi-verre d'eau chaude réalisera la meilleure antisepsie de la bouche et des dents, en tonifiant les gencives et en assurant la santé et la beauté de la muqueuse buccale.

Contre les douleurs dentaires. — On fait un pansement *peu serré*, avec un petit tampon d'ouate hydrophile introduit dans la cavité ou dans le voisinage interstitiel de la dent malade et imbibé du mélange suivant :

Teinture de benjoin saturée à chaud	10	gr.
Chloroforme pur	3	—
Teinture thébaïque	2	—
Alcoolature de racine d'aconit.	1	50
Camphre	1	—
Créosote	0	50

M. S. A.

Lorsque les gencives sont douloureuses, molles ou saignantes et qu'il y a tendance à l'ébranlement des dents, on badigeonne, matin et soir, légèrement, les gencives avec le mélange :

Teinture d'iode	10	
Extrait de ratanhia	5	
Essence de girofle.	1	
Terpinol	0	50

M.

Le savon nous représente le meilleur agent pour obtenir des dents blanches et pour les conserver saines. Malheureusement, le goût en est, assez souvent, insupportable, en dépit des essences employées pour le masquer. On obtient un savon dentifrice d'une saveur agréable en remplaçant l'huile d'olives ou la graisse de bœuf par le beurre de cacao, qui se laisse fort bien saponifier par la lessive de soude caustique. En ajoutant un peu de chlorate de potasse, de saccharine et d'essence de menthe ou d'anis, il est assez facile de préparer un excellent savon dentifrice usuel.

En cas de carie dentaire, on introduira dans la cavité de la dent un petit tampon de coton hydrophile peu serré et imbibé du mélange :

Chloroforme.	10
Teinture de benjoin . . .	5
Teinture thébaïque. . . .	3
Baume du commandeur .	2
Acide phénique pur . . .	1

Alcoolature d'aconit . . .	2
Essence de girofle	0 50

M.

On recouvre ce tampon d'un peu de coton sec.

Les femmes feront sagement d'éviter les extractions dentaires pendant leurs époques : elles sont, alors, suivies, parfois, d'hémorragies sérieuses.

Contre les gerçures des lèvres. — Voici un traitement préventif et curatif que j'emploie depuis bien des années et qui réussit très bien. C'est une pommade préparée à chaud, sur un feu doux (ou au bain-marie). On a soin de la filtrer avant de la mettre en pots. Prenez 30 grammes de beurre de cacao, 20 grammes de cire blanche, 10 grammes de blanc de baleine, 10 grammes d'huile de ricin et 5 grammes de racine d'orcanette en poudre (pour colorer); ajoutez 2 grammes de benzoate de soude et 0,50 de salol; parfumez avec quelques gouttes d'essence de cannelle et de girofle, et un soupçon de vanilline.

Telle est la formule de mon cosmétique pour les lèvres.

Que faut-il penser de *l'agacement des dents?* A mon avis, c'est là le premier signe d'une altération de l'émail et de la mise à nu des papilles nerveuses de la pulpe. On combat ce phénomène en frictionnant les dents agacées avec le mélange à parties égales de magnésie et de chlorate de potasse. C'est une bonne précaution à indiquer aux femmes enceintes, ainsi que les lotions buccales avec l'eau phéniquée au 1/100.

Pour rendre les dents robustes, il faut les exercer, dès l'enfance, par une alimentation suffisamment dure. Les enfants laissés trop longtemps au régime des bouillies ne sauraient fortifier ces ostéoïdes restés inactifs au travail.

En cas de douleurs des gencives et d'ébranlement des dents, on badigeonnera la région, matin et soir, avec :

Teinture iodo tannique . . .	10
Teinture d'aconit	8
Teinture éthérée de cannelle.	4

M.

XXXIII

LES CHEVEUX, HYGIÈNE & TRAITEMENTS

Véritable diadème de la royauté féminine, la chevelure n'est pas seulement une parure esthétique : elle est souvent, par sa beauté et par sa nutrition vigoureuse, l'indice d'une santé générale florissante.

Le nettoyage du cuir chevelu s'impose, tous les huit ou quinze jours, suivant l'activité plus ou moins marquée des sécrétions encrassantes. Les méthodes de lavage varient aussi suivant les cas. Aux blondes, je conseille une décoction de fleurs de camomille, 60 grammes pour un litre d'eau, additionnée d'une cuiller à café d'ammoniaque liquide. Rien ne rehausse mieux l'or de leur chevelure. Aux brunes, je conseille la décoction de feuilles de noyer additionnée d'une cuillerée de glycérine pure par litre. En cas de chevelure grasse, je fais nettoyer le cuir chevelu avec la décoction de bois de panama et le benzoate de soude.

En cas de pellicules sèches, on appréciera le jaune d'œuf classique, délayé dans un verre d'eau de chaux médicinale. Tels sont les cas les plus typiques.

L'*amincissement du cheveu* (ou la diminution de son épaisseur normale) indique toujours un fâcheux état constitutionnel, qui coïncide, habituellement, avec les altérations des ongles et des dents (chez les tuberculeux, par exemple). C'est parce que les cheveux, mal nourris par une moelle insuffisante, deviennent friables et caducs.

Aux changements de saisons, on observe fréquemment des chutes de cheveux amincis, suivies, chez les personnes encore jeunes, d'une repousse de poils nouveaux. C'est ce qu'on appelle la *mue*, incident physiologique dans l'espèce humaine comme dans les espèces animales. L'expansion organique, le travail du sang, l'accélération vitale nous expliquent assez bien ces phénomènes de renouveau. Les travaux de l'esprit, en stimulant la circulaton céphalique, nous semblent plutôt favorables à la bonne nutrition du cuir chevelu.

En Angleterre et en Amérique, on conseille, avec raison, le massage de la peau du crâne, pour exercer, en quelque sorte, ses cellules, obliger le sang à circuler davantage, les cheveux à se nourrir abondamment et à devenir ainsi vigoureux et tenaces. Comme le bulbe pileux n'est généralement pas mort au moment où le cheveu tombe, on conçoit que, dans certains cas, le massage ait pu faire recouvrer, à certaines têtes chauves, une luxuriante chevelure. Je conseille de pratiquer ces massages rationnels avec parties égales de lanoline camphrée et d'extrait fluide de jaborandi. En cas de chute disséminée, ou *d'alopécie* en aires, on en obtient les meilleurs résultats. Contre les plaques décalvantes véritables, je conseille, suivant la méthode du docteur Tussau, la *caléfaction* par rayonnement. Le cuir chevelu aime beaucoup la chaleur : promené à une certaine distance des plaques, notre thermo-cautère stimule la dilatation des vaisseaux, réveille la circulation endormie et la vitalité diminuée dans les papilles.

En cas de *séborrhée* grasse du cuir chevelu (avec pellicules larges et sécrétions huileuses), nous n'avons guère que des traitements *palliatifs*. Les savons de soufre et de goudron décapent fort bien la peau et améliorent la nutrition perturbée dans les glandes sébacées. Mais il est toujours nécessaire d'instituer, en même temps, un régime alimentaire et un traitement constitutionnel, dont la continuité seule permettra d'espérer une guérison (souvent après plusieurs années de traitement). C'est assurément la séborrhée qui constitue la dermatose la plus rebelle du cuir chevelu.

En me basant sur l'analyse chimique du cheveu, voici les cachets que je prescris dans tous les cas d'insuffisance *trichogénique*, quelle qu'en soit la cause :

Carbonate calcique précipité . .	ãã 0.20
Phosphoglycérate calcique. . . .	
Lactate de magnésie	

Oxalate de fer	āā 0.15
Soufre précipité	
Silicate de manganèse	

M. S. A.

pour un cachet.

Deux par jour, pendant trois mois.

Ces cachets, toni-reconstituants pour le sang et le système nerveux, sont, en même temps, nutritifs et réparateurs de la chevelure.

Pour nettoyer les têtes très encrassées par la séborrhée, je conseille le mélange suivant, que l'on applique par frottement avec l'ouate hydrophile. On fait chauffer 200 grammes de savon médicinal, 100 grammes de biborate de soude et 500 d'eau de goudron. On laisse refroidir et l'on ajoute 50 gramme d'alcool à 96°, parfumé avec 5 grammes d'essence d'amandes amères vraie.

Le cheveu est un organe très résistant.

Qui ne sait que, maintes fois, dans des sièges célèbres, on fabriqua des cordages avec la chevelure des femmes patriotes ? Lorsqu'on voit aussi des cheveux résister à vingt ans de teintures corrosives, on est fixé sur la solide texture de ces minuscules organes.

L'arrêt de développement de la chevelure, fréquent chez les jeunes filles débiles, se traduit par des cheveux très minces, diversement nuancés, poils nains, follets, atrophiés, incurvés, noueux, fourchus et presque dépourvus de bulbes (partie renflée de la racine). Examinés au microscope, ces cheveux apparaissent très pauvres en moelle et en vaisseaux, pauvreté qui explique leur nutrition grêle et insuffisante, leur consistance laineuse, leur emmêlement facile, leur cassure sèche aux heures de la toilette de la tête. Un cuir chevelu lisse et comme transparent coïncide avec la rareté et la fragilité des productions pileuses. Cet état particulier exige impérieusement un régime fortifiant, riche en azote et en phosphore naturels : en fait de médicaments, les sels de chaux, de fer, de manganèse donnent de bons résultats, ainsi que les pilules suivantes :

Extrait de feuilles de noyer .	0,25
Iodure d'arsenic	0,005 milligr.
	M.

pour une pilule (à donner au repas).

Localement, on fera des frictions fréquentes, sur le cuir chevelu, avec une cuillerée à café du mélange suivant, dilué dans un verre à madère d'infusion de pyrèthre :

Teinture de savon	40
Teinture de lavande.	30
Teinture de baume du Pérou.	20
Essence de pin d'Autriche.	5
Naphtol.	2
	M.

Lorsque les cheveux sont secs et parsemés de pellicules fines et blanches, avec quelques démangeaisons, on appliquera, matin et soir, une brillantine, additionnée d'un peu d'huile de cade et de sublimé ; au bout de quelques jours, on peut remplacer ce traitement par la résorcine dissoute dans la glycérine (à 1 pour 200 environ) : les résultats se maintiendront, surtout si l'on a soin de modifier la disposition eczémateuse (ou pityriasique) en donnant des alcalins à l'intérieur et, quinze jours par mois, les pilules suivantes :

Extrait de saponaire. . . .	0,20 centigr.
Poudre d'aloès	0,02 —
Arséniate de soude. . . .	0,002 milligr.
	M.

pour une pilule (au commencement de chaque repas).

Lorsque le cuir chevelu est parsemé de larges pellicules grasses, il faut se garder d'abuser des lotions qui le dégraissent trop à fond. Je conseille les lavages, tous les matins, avec un verre d'infusion chaude de mélisse, deux grammes d'hyposulfite de soude et une cuillerée à soupe d'eau sédative. On dégraisse aussi fort bien les cheveux, à sec, en les peignant avec de la farine de sarrasin.

Tous les soirs, je fais imbiber le cuir chevelu avec une petite brosse molle trempée du mélange :

Eau de laurier-cerise	80
Alcool camphré.	60
Pétrole blanc	15
Huile de paraffine.	5
Essence de citronnelle.	3
Essence de verveine.	2

M.

(Agitez avant l'usage).

Le formol en solution au millième m'a donné aussi de bons résultats contre certaines séborrhées rebelles, dont la résistance n'est pas sans désespérer maintes clientes, aussi pessimistes qu'impatientes de guérir. Il faut leur dire que la séborrhée met parfois plusieurs années à s'amender notoirement.

La *pelade* s'annonce souvent par une sensibilité spéciale des cheveux au frôlement : son début semble avoir pour la région de la nuque une prédilection marquée ; mais sa marche est toujours irrégulière et capricieuse. Dès le début des plaques, on fera sagement de sacrifier les cheveux du pourtour, ou même de les épiler. On frictionnera ensuite toute la région avec un mélange, par parties égales, de teintures de benjoin, de romarin, de capsicum, de cantharides, liqueur d'Hoffmann et huile de ricin, en même temps que l'on prescrira une hygiène et un traitement destinés à rehausser la tonicité générale et surtout à combattre l'état nerveux, si fréquemment en cause. J'ai souvent éprouvé aussi l'utilité curative de veiller sur le bon fonctionnement du foie, les troubles de cet important organe entraînant volontiers les altérations les plus graves du cuir chevelu.

Il faut poursuivre jusqu'à la repousse normale le traitement irritatif des plaques, tout en calmant, de temps à autre, l'irritation trop vive, à l'aide de massages faits avec le mélange suivant :

Lanoline boriquée	parties égales.
Vaseline camphrée	
Glycérine phéniquée. . .	
Axonge benzoïnée	

M.

La pelade est fréquente chez les enfants et chez les jeunes gens. Pour les guérir il faut, d'abord, couper les cheveux très court ; faire, matin et soir, une friction énergique, sur toute la tête, avec la valeur d'un verre à madère de liqueur de van Swieten, additionnée d'eau de Cologne ou de vinaigre de toilette ; après cette friction, on badigeonnera les plaques dénudées à l'aide d'un pinceau un peu rude, imbibé du mélange :

Teinture d'iode Teinture de capsicum — de coca	parties égales.

La guérison est habituellement complète après deux ou trois mois.

Rien n'est plus désagréable et plus rebelle que cette affection, appelée « séborrhée » du cuir chevelu, et caractérisée par des sécrétions huileuses, de larges pellicules grasses et une chute, souvent énorme, des cheveux. Comme traitement, je conseille tous les soirs un grand lavage avec un litre d'eau bouillie, trente grammes de benzoate de soude et vingt grammes d'hyposulfite de soude; tous les matins, une friction avec le mélange :

Liniment de Rosen	80	grammes.
Ether sulfurique	40	—
Ether de pétrole	25	—
Extrait fluide de jaborandi . .	20	—
Naphtol B	3	—
Essence de cannelle de Ceylan	35	gouttes.

Il faut aussi instituer un traitement général s'adressant à la diathèse arthritique, au tube digestif et surtout au *foie*, dont le défectueux fonctionnement est, selon moi, la cause intime de nombre d'affections de la peau et du cuir chevelu.

Chez l'homme, la séborrhée est bien moins grave que chez la femme, parce qu'il est possible de tondre la chevelure, ce qui rend les traitements beaucoup plus promptement efficaces, cela se comprend.

Certaines observations curieuses nous prouvent les intimes rapports des troubles cutanés avec l'altération des fonctions de l'estomac et de l'intestin. Brown-Séquard était pris de transpirations sur les côtés du cou, lorsqu'il s'avisait de manger du chocolat (éphidrose parotidienne) ; les docteurs Jacquet et Jeanselme accusent des transpirations sur le crâne et dans la paume des mains, dès qu'ils ingèrent un mets vinaigré. Qui ne connaît l'influence néfaste (et presque immédiate) du dîner en ville sur la couperose et l'eczéma ? La constipation négligée est aussi la cause initiale de bien des poussées de dermatoses variées sur le cuir chevelu.

La clef de la guérison est fréquemment (pour ces raisons) le rétablissement de l'intégrité fonctionnelle gastro-intestinale, dans la plupart des affections de la peau. Les éliminations insuffisantes, l'excès d'acidité du milieu intérieur, la production abondante de toxines ne se retrouvent-ils pas chez les eczémateux, les herpétiques, les acnéiques? etc. Nous guérissons ces malades, en augmentant leurs oxydations en accélérant leurs fonctions nutritives; en les alcalinisant, en diminuant, par le régime, les apports azotés trop conséquents; en reconstituant, enfin, les tissus dermiques par le moyen du soufre, du phosphore, de l'arsenic, exactement dosés...

Comment prévenir la chute des cheveux? — Eviter les coiffures lourdes, bien aérer le cuir chevelu, ne pas contrarier la direction de la pousse des bulbes; nettoyer fréquemment la tête avec un jaune d'œuf délayé dans un verre d'eau de chaux médicinale (ce qui produit une sorte de savon à l'état naissant); éviter la sécheresse des racines, en les frictionnant, tous les deux ou trois jours, avec un petit pinceau imbibé de ce mélange :

Pétrovaseline	60
Acide oléique.	4
Pilocarpine.	1
M.	

faire des frictions, brossages et massages plusieurs fois par jour, afin d'entretenir la tonicité du cuir chevelu et de déblayer les cheveux morts, ce qui favorise la mue des vieilles papilles — : tels sont les principaux préceptes pour l'hygiène de la chevelure. Lorsque les cheveux sont trop gras, on les peigne avec une poudre inerte (mélange d'oxyde de zinc et de carbonate de magnésie, par exemple). Contre les pellicules sèches, les pommades au soufre, à la résorcine, au baume du Perou, au tirbith minéral, réussissent très bien. En cas de pellicules grasses, voici encore une bonne formule :

Teinture de bois de Panama	100
Alcoolé de Fioravanti	50

Teinture de lavande.	40
Huile de bouleau	20
Liqueur d'Hoffmann.	15
Naphtol	2

(Agitez avant usage).

M.

Employer cette mixture, matin et soir, coupée de moitié eau chaude.

On peut aussi faire une friction chaque soir, avec le mélange d'eau distillée de roses, vinaigre salicylé, hyposulfite de soude, en parties variables selon les cas. Le matin, passer légèrement une brillantine additionnée, pour 100 grammes, de 5 grammes d'hyposulfite de soude et dix centigrammes de sublimé.

Lorsque la chute des cheveux est due à une exagération de sécrétions, il faut savonner la tête, tous les matins, pendant dix minutes, avec un bon savon au goudron ou au naphtol; puis, laver avec un irrigateur ou une douche contenant un litre de solution chaude de biborate de soude à 40 pour 1.000. Le soir, on frictionnera avec le mélange :

Eau de roses	200
Teinture de lavande	100
Hydrate de chloral.	10
Sublimé.	0.50

M.

Si les cheveux deviennent trop secs, on y passe, de temps à autre, un peu d'huile de paraffine résorcinée à 1 pour 200 et parfumée *ad libitum*.

Lorsqu'il y a des plaques disséminées dans la tête, il est bon d'épiler leur pourtour et de maintenir, une minute matin et soir, sur la plaque, un tampon imbibé d'un mélange ainsi composé :

Teinture de cannelle	80
Teinture d'ignatia.	
Iode métallique.	2
Essence de wintergreen	8
Menthol	1

M.

Bien qu'il y ait certaines chutes liées à des altérations du système nerveux ou produites par un réflexe gastro-intestinal, le plus grand nombre semble parasitaire et résulte d'une contamination profonde du derme.

Contre les teignes proprement dites, la cure par les rayons X ou *radiothérapie* a remplacé, avantageusement, tout l'arsenal pharmaceutique utilisé jusqu'ici : au lieu de deux à trois ans pour obtenir une guérison, on met aujourd'hui deux à trois mois et c'est même dans ce domaine, assurément, qu'existe la plus sérieuse conquête pratique de la fameuse découverte de Rœntgen.

*
* *

Le *blanchiment des cheveux* commence toujours à l'extrémité libre du poil. Il serait dû à des cellules spéciales, dites *pigmentophages*, et étudiées par Metchnikoff. Une température élevée arrête l'évolution de ces cellules, ce qui justifierait l'ancienne frisure au fer chaud (aujourd'hui passée de monde) et aussi la pratique du flambage des cheveux (*singeing* des Anglais) qui nous a toujours paru exciter la vitalité de ces précieux organes.

La canitie normale débute, vers quarante ans, par les tempes et le vertex : avant d'être complète, les cheveux passent par une teinte gris sale ou blanc-jaunâtre. Les émotions violentes, les chagrins, le tempérament nerveux, les états migraineux et névralgiques sont les causes les plus fréquentes de la canitie prématurée : cette considération implique l'utilité, toujours rationnelle, d'un traitement général à suivre.

Un travail, récemment lu à l'Institut

par M. Imbert, démontre que les rayons X possèdent la curieuse propriété de repigmenter les cheveux décolorés par l'âge et même de *brunir* les cheveux naturellement blonds. Il s'agit là d'une application délicate, d'une médication à double tranchant, qui sortira difficilement du laboratoire.

A propos des teintures, dont nous déconseillons toujours systématiquement l'usage, nos lectrices feront bien de ne point se fier à ces échantillons de mèches teintes et exposées dans certains tableaux *ad hoc* : car autre chose est de teindre un cheveu vivant et un cheveu mort!

On me demande souvent des formules de *teintures inoffensives.* En voici une, qui colore en brun :

Eau de roses.	150
Alcoolature de brou de noix vertes.	50

Acide pyrogallique. . 5
Essence de géranium. XV gouttes

M.

Si l'on veut que cette teinture soit plus foncée et très tenace, on la fait suivre de l'application d'une solution de nitrate d'argent à 15 pour 100. On évitera les taches que produit sur la peau ce sel métallique en lavant, aussitôt après l'application, avec une solution concentrée de sel de cuisine. On fera bien aussi de se *vaseliner* le front.

Parmi les teintures noires, celles au nitrate d'argent sont les moins mauvaises. On fait d'abord un bon lavage des cheveux au savon, puis à l'alcool, pour enlever les graisses: on met une couche de vaseline sur le front et les tempes, pour éviter les taches; puis on applique, pendant un quart d'heure, avec une petite brosse, un mélange de 100 grammes d'eau de roses et 10 grammes de nitrate d'argent cristallisé; on laisse sécher, puis l'on fait une nouvelle couche à l'aide d'un mélange de 100 grammes d'eau distillée et 10 grammes de sulfure de sodium.

Voici encore deux formules peu nuisibles. Comme teinture *noire*, appliquer le mélange suivant :

Eau de fleurs d'oranger. . . .	100
Teinture de lavande	5
Nitrate d'argent crist	6
Acétate de plomb crist.	1,50

M.

Laisser sécher une heure, puis laver le cuir chevelu à l'eau salée.

Comme teinture *blonde*, faire bouillir 150 grammes de racine de rhubarbe concassée, pendant une heure, dans un demi-litre de vin blanc sec; ajouter, après refroidissement, deux cuillerées d'eau oxygénée concentrée.

On donne aux cheveux un reflet blond doré, en les humectant avec le mélange, suivant tous les deux jours : 200 grammes d'eau de laurier-cerise et 25 d'eau sédative.

L'eau oxygénée blondit les cheveux bruns ou noirs; mais elle est incapable de modifier les cheveux blancs. Son emploi habituel finit par brûler les cheveux et causer la calvitie. La teinture de henné (qui donne une teinte rougeâtre et non blonde) est souvent aussi préjudiciable, parce qu'elle dessèche étonnamment le cuir chevelu : les sujets séborrhéiques pourront l'employer, s'ils le désirent, mais, en se rendant toujours compte, avant l'application, de la teinte qu'ils risquent d'obtenir et qui est parfois loin de la nuance rêvée.

On nous demande souvent comment obtenir, avec le *henné*, les teintes brune ou châtain. On applique pendant une heure sur la chevelure un cataplasme de henné : la chevelure devient *rouge*. On la poudre alors d'indigo et l'on soumet la chevelure à l'action de la vapeur d'eau pendant une demi-heure. Les deux couleurs combinées donnent le brun, plus ou moins foncé.

Les herpétiques doivent toujours se méfier des teintures et surtout des teintures à base d'aniline (paraphényldiamine, etc.) qui provoquent souvent des éruptions eczémateuses graves autant que tenaces. Nous en voyons, à tout instant, des preuves dans notre pratique, en dépit des objurgations de l'hygiène officielle et des poursuites contre les coiffeurs.

FIN

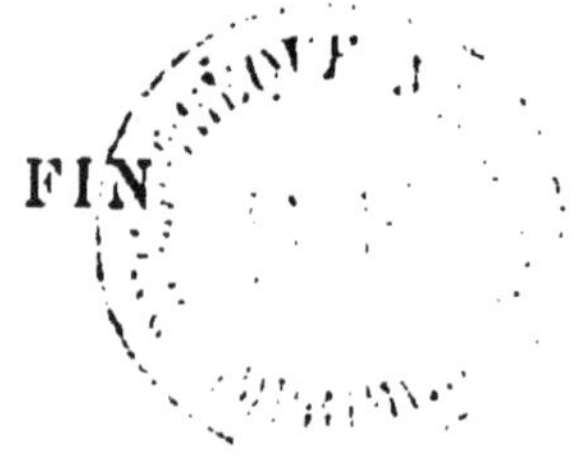

TABLE DES MATIÈRES

ÉMILE COLIN ET Cie — IMPRIMERIE DE LAGNY

AUTEURS CÉLÈBRES

à 60 centimes le volume

n jolie reliure spéciale à la collection, 1 franc le volume

Le but de la collection des *Auteurs célèbres, à 60 centimes* le volume, est de mettre entre toutes les mains de bonnes éditions des meilleurs écrivains modernes et contemporains.

Sous un format commode et pouvant en même temps tenir une belle place dans toute bibliothèque, il paraît chaque quinzaine un volume.

CHAQUE OUVRAGE EST COMPLET EN UN VOLUME

N°s		
248.	AICARD (JEAN)	Le Pavé d'Amour.
474.	AIMARD (G.)	Le Robinson des Alpes.
403.	AJALBERT (JEAN) . . .	En amour.
204.	ALARCON (A. DE) . . .	Un Tricorne.
382.	—	Le Capitaine Hérisson.
219.	ALEXIS (PAUL)	Les femmes du père Lefèvre.
431.	ALLARD (RENÉE). . . .	Le Roman d'une provinciale.
178.	ARCIS (CH. D')	La Correctionnelle pour rire.
298.	—	La Justice de Paix amusante.
36.	ARÈNE (PAUL).	Le Canot des six Capitaines.
141.	—	Nouveaux Contes de Noël.
32.	AUBANEL (HENRY) . . .	Historiettes.
62.	AUBERT (CH.).	La Belle Luciole.
128.	—	La Marieuse.
291.	AURIOL (GEORGE) . . .	Contez-nous ça !
339.	AUTEURS CÉLÈBRES . .	Chroniques et Contes.
325.	AVENTURES MERVEILLEUSES DE FORTUNATUS. (Illustrations).	
320.	BALLIEU (JACQUES) . .	Les Amours fatales. Saïda.
410.	BALZAC (H. DE). . . .	Le père Goriot.
412.	—	La Peau de chagrin.
414.	—	La Femme de trente ans.
416.	—	Le Médecin de campagne.
418.	—	Le Contrat de mariage.
420.	—	Mémoires de deux jeunes mariées.
422.	—	Le Lys dans la Vallée.
424.	—	Histoire des Treize.
426.	—	Ursule Mirouët.
428.	—	Une ténébreuse affaire.

a

Nos		
430.	BALZAC (H. DE). . . .	Un début dans la Vie.
432.	—	Les Rivalités.
434.	—	La Maison du Chat-qui-Pelote.
436.	—	Une double famille.
438.	—	La Vendetta.
440.	—	Gobseck.
442.	—	Le Colonel Chabert.
444.	—	Une Fille d'Ève.
446.	—	La maison Nucingen.
448.	—	Le Curé de Tours.
450.	—	Pierrette.
452.	—	Béatrix.
454.	—	Louis Lambert.
456.	—	Séraphita.
458.	—	Eugénie Grandet.
460.	—	Physiologie du mariage.
462.	—	Modeste Mignon.
464.	—	Grandeur et décadence de César Birotteau.
466.	—	La cousine Bette.
468.	—	Le cousin Pons.
317.	BARBIER (ÉMILE) . . .	Cythère en Amérique. Illustré.
425.	BARBUSSE (A.)	L'Ange du foyer.
470.	BAROT (ODYSSE) . . .	Susie.
346.	BARRON (LOUIS). . . .	Paris étrange.
379.	BEAUMARCHAIS	Le Barbier de Séville.
380.	—	Le Mariage de Figaro.
184.	BEAUTIVET.	La Maîtresse de Mazarin.
14.	BELOT (ADOLPHE). . .	Deux Femmes.
31.	—	Hélène et Mathilde.
171.	—	Le Pigeon.
189.	—	Le Parricide.
203.	—	Dacolard et Lubin.
137.	BELOT (A.) et E. DAUDET	La Vénus de Gordes.
156.	BELOT (A.) et J. DAUTIN.	Le Secret terrible.
373.	BERLEUX (JEAN). . . .	Cousine Annette.
394.	—	Le Roman de l'Idéal.
389.	BERNARD (CH. DE). . .	La peau du Lion.
72.	BERTHE (COMTESSE) . .	La Politesse pour Tous.
146	BERTHET (ÉLIE). . . .	Le Mûrier blanc.
222.	BERTOL-GRAIVIL. . . .	Dans un Joli Monde } (Les Deux
223.	—	Venge ou meurs ! } Criminels).
375.	BESNARD (ÉRIC)	Le Lendemain du mariage.
162.	BIART (LUCIEN)	Benito Vasquez.
296.	BLASCO (EUSEBIO) . . .	Une Femme compromise.
268.	BOCCACE	Contes.
311.	BONHOMME (PAUL). . .	Prisme d'Amour.
74.	BONNET (ÉDOUARD) . .	La Revanche d'Orgon.
43.	BONNETAIN (P.). . . .	Au Large.
57.	—	Marsouins et Mathurins.
224.	BONSERGENT (A.) . . .	Monsieur Thérèse.

Nos

276. BOSQUET (E.). . . . . . Le Roman des Ouvrières.
112. BOUSSENARD (L.) . . . Aux Antipodes.
145. — 10.000 ans dans un bloc de glace.
229. — Chasseurs Canadiens.
12. BOUVIER (A.). . . . . Colette.
34. — Le Mariage d'un Forçat.
105. — Les Petites Ouvrières.
143. — Mademoiselle Beau-Sourire.
167. — Les Pauvres.
186. — Les Petites Blanchisseuses.
398. BOUVIER (JEAN). . . . Fille de chouan.
191. BRÉTIGNY (P.) . . . . La Petite Gabi.
400. BRISSE (BARON). . . . Petite cuisine des Familles.
381. BRUNEL (GEORGES). . . La Science à la Maison.
399. BUSNACH (WILLIAM) . . Le Crime du bois de Verrières.
75. CAHU (THÉODORE) . . . Le Sénateur Ignace.
233. — Le Régiment ou l'on s'amuse.
279. — Combat d'Amours.
324. — Excelsior. Un Amour dans le monde.
396. — Celles qui se donnent.
322. CAMÉE. . . . . Un Amour russe.
37. CANIVET (CH.) . . . . La Ferme des Gohel.
305. — Enfant de la Mer (couronné).
253. CASANOVA (J.) . . . . Sous les Plombs.
386. CASIMIR DELAVIGNE . . Les Enfants d'Edouard.
129. CASSOT (C.) . . . . . La Vierge d'Irlande.
344. CASTANIER (P.) . . . . Le Roman d'un Amoureux.
287. CAZOTTE (J.) . . . . . Le Diable Amoureux.
323. CHAMISSO (A. DE) . . . Pierre Schlémihl (Illustrations).
123. CHAMPFLEURY. . . . . Le Violon de faïence.
147. CHAMPSAUR (F.). . . . Le Cœur.
42. Chanson de Roland (La)
54. CHATEAUBRIAND. . . . Atala, René, Dernier Abencérage.
7. CHAVETTE (E.) . . . . La Belle Alliette.
30. — Lilie, Tutue, Bebeth.
190. — Le Procès Pictompin.
198. CHINCHOLLE (CH.). . . Le Vieux Général.
120. CIM (ALBERT). . . . . Les Prouesses d'une Fille.
329. — Les Amours d'un Provincial.
364. — La Petite Fée.
125. CLADEL (LÉON) . . . . Crête-Rouge.
18. CLARETIE (JULES) . . . La Mansarde.
85. COLOMBIER (MARIE) . . Nathalie.
358. — Sacha.
103. CONSTANT (BENJAMIN) . Adolphe.
282. COQUELIN CADET . . . Le Livre des Convalescents. (Illust.)
347. CORA PEARL . . . . . Mémoires.
328. CORDAY (MICHEL) . . . Misères secrètes.
390. — Mon lieutenant.
303. COTTIN (MADAME). . . Elisabeth.

Nos

26. COURTELINE (G.) . . . Le 51e Chasseurs.
153. — Madelon, Margot et Cie.
228. — Les Facéties de Jean de la Butte.
252. — Ombres parisiennes.
237. — Boubouroche.
271. COUTURIER (CL.) . . . Le Lit de cette personne.
357. CYRANO DE BERGERAC . Voyage dans la Lune.
259. DANRIT (CAPITAINE) . . La Bataille de Neufchâteau.
419. — Les Exploits d'un sous-marin.
238. DANTE. . . . . L'Enfer.
360. DARZENS. . . . . Le Roman d'un Clown.
2. DAUDET (ALPHONSE) . . La Belle-Nivernaise.
131. — Les Débuts d'un Homme de Lettres.
179. DAUDET (ERNEST) . . . Le Crime de Jean Malory.
50. — Jourdan Coupe-Tête.
217. — Le Lendemain du péché.
332. — Les 12 Danseuses du château de Lamolle.
342. — Le Prince Pogoutzine.
352. — Les Duperies de l'Amour.
244. DELCOURT (P.) . . . . Le Secret du Juge d'Instruction.
29. DELVAU (ALFRED) . . . Les Amours buissonnières.
58. — Mémoires d'une Honnête Fille.
134. — Le grand et le petit Trottoir.
220. — A la porte du Paradis.
235. — Les Cocottes de mon Grand-Père.
254. — Miss Fauvette.
169. — Du Pont des Arts au Pont de Kehl.
89. DESBEAUX (E.) . . . . La Petite Mendiante.
70. DESLYS (CH.). . . . . L'Abîme.
155. — Les Buttes Chaumont.
225. — L'Aveugle de Bagnolet.
48. DHORMOYS (P.) . . . . Sous les Tropiques.
262. DICKENS (CH.) . . . . Un Ménage de la Mer.
240. — La Terre de Tom Tiddler.
207. — La Maison hantée.
21. DIDEROT . . . . Le Neveu de Rameau.
66. DIGUET (CH.). . . . Moi et l'autre (ouvrage couronné).
314. DOLLFUS (PAUL) . . . Modèles d'Artistes (illustré).
117. DOSTOIEWSKY . . . . Ame d'Enfant.
337. — Les Précoces.
343. DRAULT (JEAN) . . . . Les Aventures de Bécasseau.
455. — L'impériale de l'omnibus.
24. DRUMONT (ÉDOUARD) . Le Dernier des Trémolin.
140. DUBUT DE LAFOREST . Belle-Maman.
158. DU CAMP (MAXIME). . . Mémoires d'un Suicidé.
152. DUMAS (ALEXANDRE). . La Marquise de Brinvilliers.
192. — Les Massacres du Midi.
221. — Les Borgia.
231. — Marie Stuart.
285. DUPIEU (L.) . . . . . Ces bons petits collèges.

Nos
331. DURIEU (L.) . . . . . Le Pion.
8. DUVAL (G.) . . . . . Le Tonnelier.
241. ENNE (F.) et F. BEI ISLE La Comtesse Dynamite.
121. ERASME. . . . . Colloques choisis (couronné).
368. -- Éloge de la folie (couronné).
27. ESCOFFIER . . . . . Troppmann.
124. ENCOFFON (A.) . . . . Le Courrier de Lyon.
208. FIÉVÉE (J.) . . . . . La Dot de Suzette.
104. FIGUIER (Mme LOUIS). . Le Gardian de la Camargue.
164. — Les Fiancés de la Gardiole.
471. FISCHER (MAX ET ALEX). Avez-vous cinq minutes?
1. FLAMMARION (CAMILLE). Lumen.
51. — Rêves étoilés.
101. — Voyages en Ballon.
151. — L'Éruption du Krakatoa.
201. — Copernic et le système du monde.
251. — Clairs de Lune.
301. — Qu'est-ce que le Ciel?
351. — Excursions dans le Ciel.
401. — Curiosités de la Science.
451. — Les caprices de la foudre.
449. FONCLOSE (Mme M. DE). Guide pratique des Travaux de Dames
313. FRAGEROLLE et COSSERET. Bohême bourgeoise.
340. GARCHINE . . . . . . La Guerre.
17. GAUTIER (THÉOPHILE). Jettatura.
53. — Avatar. — Fortunio.
139. GAUTIER (Mme JUDITH). Les Cruautés de l'Amour.
391. GAWLIKOWSKI. . . . . Guide complet de la Danse.
397. GAY (ERNEST) . . . . Fille de comtesses.
349. GINESTET (H. DE) . . . Souvenirs d'un prisonnier de guerre en Allemagne.
194. GINISTY (P.). Seconde nuit (roman bouffe. Préface par A. Silvestre).
23. GŒTHE . . . . Werther.
172. GOGOL (NICOLAÏ) . . . Les Veillées de l'Ukraine.
197. — Tarass Boulba.
367. — Contes et Nouvelles.
28. GOLDSMITH . . . . . Le Vicaire de Wakefield.
177. GOZLAN (LÉON) . . . . Le Capitaine Maubert.
361. — Polydore Marasquin.
363. GRÉBAUVAL (A.) . . . Le Gabelou.
256. GREYSON (E.). . . . . Juffer Daadge et Juffer Doortje.
168. GROS (J.) . . . . . . Un Volcan dans les Glaces.
210. — L'homme fossile.
297. — Les Derniers Peaux-Rouges.
308. — Aventures de nos Explorateurs.
60. GUÉRIN-GINISTY . . . La Fange.
149. — Les Rastaquouères.
307. GUICHES (GUSTAVE) . . L'Imprévu.
106. GUILLEMOT (G.) . . . Maman Chautard.
230. GUYOT (YVES) . . . . Un Fou.

Nos		
348.	GYP	Dans l'Train.
108.	HAILLY (G. D')	Fleur de Pommier.
157.	—	Le Prix d'un Sourire.
406.	—	Un cœur d'or.
9.	HALT (Mme ROBERT)	Hist. d'un Petit Homme (ouvr. cour.).
76.	—	Brave Garçon.
91.	—	La Petite Lazare.
417.	—	Battu par des Demoiselles.
68.	HAMILTON	Mémoire du Chevalier de Grammont.
338.	HÉGÉSIPPE MOREAU	Le Myosotis.
355.	HENNIQUE (LÉON)	Benjamin Rozes.
87.	HEPP (A.)	L'Amie de Madame Alice.
295.	HOFFMANN	Contes fantastiques.
41.	HOUSSAYE (ARSÈNE)	Lucia.
61.	—	Madame Trois-Etoiles.
119.	—	Les Larmes de Jeanne.
142.	—	La Confession de Caroline.
187.	—	Julia.
433.	—	Mlle de La Vallière et Mme de Montespan.
245.	HUCHER (F.)	La Belle Madame Pajol.
407.	—	Œuvre de Chair.
	HUGO (VICTOR)	La Légende du Beau Pécopin.
13.	JACOLLIOT (L.)	Voyage aux Pays Mystérieux.
56.	—	Le Crime du Moulin d'Usor.
67.	—	Vengeance de Forçats.
200.	—	Les Chasseurs d'Esclaves.
247.	—	Voyage sur les rives du Niger.
261.	—	Voyage au pays des Singes.
445.	—	Fakirs et Bayadères.
81.	JANIN (JULES)	L'Ane mort.
286.	—	Contes.
294.	—	Nouvelles.
97.	JOGAND (M.)	L'Enfant de la Folle.
405.	LACOUR (PAUL)	Le diable au corps.
392.	LAFARGUE (FERNAND)	Les Ciseaux d'Or.
408.	—	Les Amours passent...
443.	—	La fausse piste.
467.	—	Fin d'Amour.
315.	LA FONTAINE	Contes.
284.	LANO (PIERRE DE)	Jules Fabien.
345.	LAPAUZE (HENRY)	De Paris au Volga (couronné).
372.	LA QUEYSSIE (EUG. DE)	La Femme de Tantale.
133.	LAUNAY (A. DE)	Mademoiselle Mignon.
278.	LAURENT (ALBERT)	La Bande Michelou.
383.	LAVELEYE (E. DE)	Sigurd et les Eddas.
437.	LEMERCIER DE NEUVILLE (L.)	Les Pupazzi inédits.
272.	LE ROUX (HUGUES)	L'Attentat Sloughine.
38.	LEROY (CHARLES)	Les Tribulations d'un Futur.
144.	—	Le Capitaine Lorgnegrut.
289.	—	Un Gendre à l'Essai.

Nos

176. LESSEPS (FERDINAND DE). Les Origines du Canal de Suez.
439. LETTRES GALANTES D'UNE FEMME DE QUALITÉ.
66. LEX . . . . Comment on se marie.
15. LHEUREUX (P.) . . . . P'tit Chéri (Histoire parisienne).
288. — Le Mari de Mlle Gendrin.
185. LOCKROY (ED.) . . . . L'Ile révoltée.
459. LONGFELLOW . . . . . Evangéline.
102. LONGUEVILLE . . . . . L'Art de tirer les Cartes.
16. LONGUS . . . . Daphnis et Chloé.
195. MAEL (PIERRE) . . . . Pilleur d'épaves (mœurs maritimes)
209. — Le Torpilleur 29.
264. — La Bruyère d'Yvonne.
334. — Le Roman de Joël.
33. MAISTRE (X. DE) . . . Voyage autour de ma Chambre.
40. MAIZEROY (RENÉ) . . Souvenirs d'un Officier.
59. — Vava Knoff.
148. — Souvenirs d'un Saint-Cyrien.
159. — La Dernière Croisade.
182. MARGUERITTE (P.) . . La confession posthume.
86. MARTEL (T.) . . . . . La Main aux Dames.
232. — La Parpaillotte.
362. — L'Homme à l'Hermine.
453. — Dona Blanca.
472. — La Tuile d'or.
82. MARY (JULES) . . . . Un coup de Revolver.
173. — Un Mariage de confiance.
243. — Le Boucher de Meudon.
64. MAUPASSANT (GUY DE) . L'Héritage.
111. — Histoire d'une Fille de Ferme.
11. MENDÈS (CATULLE) . . Le Roman Rouge.
65. — Monstres parisiens (nouvelle série)
44. — Pour lire au Bain.
94. — Le Cruel Berceau.
114. — Pour lire au Couvent.
154. — Pierre le Véridique, roman.
211. — Jeunes Filles.
196. — Jupe Courte.
234. — Isoline.
250. — L'Art d'Aimer.
266. — L'Enfant amoureux.
388. — Verger-Fleuri.
90. MÉROUVEL (CH.) . . . Caprice des Dames.
110. MÉTÉNIER (OSCAR) . . . La Chair.
270. — La Grâce.
227. — Myrrha-Maria.
321. — La Croix.
170. MEUNIER (V.) . . . . . L'Esprit et le Cœur des Bêtes.
52. MICHELET (MADAME) . . Quand j'étais Petite.
63. MIE D'AGHONNE . . . . L'Écluse des Cadavres.
115. — L'Enfant du Fossé.

Nos

218. MME D'AGHONNE . . . . Les Aventurières.
118. MOLÈNES (E. DE) . . . Pâlotte.
130. MONSELET (CHARLES). . Les Ruines de Paris.
239. MONTAGNE (ÉD.) . . . La Bohème camelotte.
93. MONTEIL (E.). . . . . Jean des Galères.
370. MONTET (JOSEPH) . . . Le Justicier.
135. MONTIFAUD (M. DE) . . Héloïse et Abélard.
338. MOREAU (HÉGÉSIPPE). . Le Myosotis.
304. MOREAU-VAUTHIER (CH.) Les Rapins.
69. MOULIN (MARTIAL). . . Nella.
290. — Le Curé Comballuzier.
267. MOULIN (MARTIAL) ET PIERRE LEMONNIER. Aventures de Mathurins.
216. MULLEM (L.). . . . . Contes d'Amérique.
161. MURGER (HENRI). . . . Le Roman du Capucin.
310. NACLA (VICOMTESSE). . Par le Cœur.
384. — Par-ci, par-là.
4. NAPOLÉON Ier. . . . . Allocutions et Proclamations militaires.
309. — Messages et Discours politiques.
249. NERVAL (GÉRARD DE). . Les Filles du feu.
333. — Aurélia.
199. NEWSKY (P.). . . . . Le Fauteuil Fatal.
371. NION (FRANÇOIS DE). . L'Usure.
312. NOEL (ÉDOUARD) . . . L'Amoureux de la Morte.
19 NOIR (LOUIS). . . . . L'Auberge Maudite.
132. — La Vénus cuivrée.
205. — Un Tueur de Lions.
457. — Trésor caché.
465. — Au fond de l'abîme.
242. NOIROT (E.) . . . . . A travers le Fouta-Djallon.
374. PARDIELLAN (P. DE) . . L'implacable service.
265. PAZ (MAXIME). . . . . Trahie.
95. PELLICO (SILVIO) . . . Mes prisons.
385. PELLOUTIER (LÉONCE) . Ma tante Mansfield.
441. PERRAULT (PIERRE) . . L'Amour d'Hervé.
277. PERRET (P.) . . . . . La fin d'un Viveur.
427. — Petite Grisel.
376. PÉTRARQUE ET LAURE . Lettres de Vaucluse.
226. PEYREBRUNE (G. DE). . Jean Bernard.
393. PICHON (LUDOVIC). . . L'Amant de la Morte.
127. PIGAULT-LEBRUN . . . Monsieur Botte.
73. POÉ (EDGAR) . . . . . Contes extraordinaires.
193. PONT-JEST (R. DE). . . Divorcée.
188. POTHEY (A.). . . . . La Fève de Saint-Ignace.
160. POUCHKINE. . . . . . Doubrovsky.
274. PRADELS (OCTAVE). . . Les Amours de Bidoche.
378. — Le Plan de Nicéphore.
463. — Agence matrimoniale.
6. PRÉVOST (L'ABBÉ). . . Manon Lescaut.
319. RAIMES (GASTON DE). . L'Épave.
316. RATAZZI (Mme). . . . La Grand'Mère.

Nos
236. REIBRACH (J). . . . . La Femme à Pouillot.
258. RENARD (JULES). . . Le Coureur de Filles.
35. RÉVILLON (TONY) . . Le Faubourg Saint-Antoine.
78. — Noémi. La Bataille de la Bourse.
136. — L'Exilé.
300. — Les Dames de Neufve-Église.
318. — Aventure de Guerre.
356. RICHE (DANIEL) . . . Amours de Mâle.
330. RICHEBOURG (ÉMILE). .. Le Portrait de Berthe.
353. — Sourcils noirs.
46. RICHEPIN (JEAN). . . . Quatre petits Romans.
77. — Les Morts bizarres.
292. ROCHEFORT (HENRI) . . L'Aurore boréale.
354. ROGER-MILÈS . . . . . Pures et impures.
214. ROUSSEIL (Mlle). . . . La Fille d'un Proscrit.
96. RUDE (MAXIME) . . . . Une Victime de Couvent.
126. — Roman d'une Dame d'honneur.
260. — Les Princes Tragiques.
395. SABATIER (E.) . . . . Manuel de l'Agriculteur et du Jardinier.
10. SAINT-PIERRE (B. DE) . Paul et Virginie.
15. SANDEAU (JULES) . . . Madeleine.
80. SARCEY (FRANCISQUE) . Le Siège de Paris.
138. SAUNIÈRE (PAUL) . . . Vif-Argent.
150. SCHOLL (AURÉLIEN) . . Peines de cœur.
336. — L'Amour d'une Morte.
413. SCOTT (WALTER) . . . Le Nain noir.
415. — Le Château périlleux.
175. SÉVIGNÉ (Mme DE) . . Lettres choisies.
98. SIEBECKER (E.) . . . . Le Baiser d'Odile.
335. — Récits héroïques.
404. SIENKIEWICZ (HENRIK). Une idylle dans la Savane.
47. SILVESTRE (ARMAND). . Histoires Joyeuses.
116. — Histoires Folâtres.
165. — Maïma.
180. — Rose de Mai.
283. — Histoires gaies.
293. — Les Cas difficiles.
306. — Les Veillées galantes.
429. — Le célèbre Cadet-Bitard.
206. SIRVEN (ALFRED) . . . La Linda.
213. — Étiennette.
107. SOUDAN (JEHAN). . . . Histoires américaines (illustrées).
71. SOULIÉ (FRÉDÉRIC). . . Le Lion Amoureux.
246. SPOLL (E. A.) . . . Le Secret des Villiers.
20. STAPLEAUX (L.). . . . Le Château de la Rage.
84. STERNE . . . . Voyage Sentimental.
19. SWIFT. . . . . Voyages de Gulliver.
22. TALMEYR (M.) . . . . Le Grisou.
35. THÉO-CRITT . . . . . Le Bataillon des hommes à poil.
5. THEURIET (ANDRÉ) . . Le Mariage de Gérard.

Nos		
92.	THEURIET (ANDRÉ) . .	Lucile Désenclos. — Une Ondine.
281.	— . .	Contes tendres.
469.	THIRION (E.).	Mamzelle Misère.
473.	TISSOT (VICTOR) . . .	Au Berceau des Tzars.
79.	TOLSTOÏ	Le Roman du Mariage.
174.	—	La Sonate à Kreutzer.
299.	—	Premiers Souvenirs.
359.	—	A la Hussarde.
377.	—	Napoléon et la Campagne de Russie.
387.	—	Pamphile et Julius.
402.	—	Les Cosaques.
423.	—	Sébastopol (mai et août 1855).
411.	TOLSTOÏ ET BONDAREFF.	Le Travail.
326.	TOPFFER (R.).	La Bibliothèque de mon Oncle.
327.	—	Nouvelles genevoises.
83.	TOUDOUZE (G.)	Les Cauchemars.
212.	TOURGUENEFF (I.). . .	Devant la Guillotine.
55.	—	Récits d'un Chasseur.
109.	—	Premier Amour.
461.	TRISTAN BERNARD. . .	Citoyens, Animaux, Phénomènes.
302.	UZANNE (OCTAVE) . . .	La Bohème du Cœur.
365.	VALDÈS (ANDRÉ). . . .	A la Dérive.
99.	VALLERY-RADOT. . . .	Journal d'un Volontaire d'un an (couronné)
25.	VAST-RICOUARD	La Sirène.
163.	—	Madame Lavernon.
257.	—	Le Chef de Gare.
341.	VAUCAIRE (MAURICE). .	Le Danger d'être aimé.
421.	VAUDÈRE (JANE DE LA).	La Mystérieuse.
269.	VAUTIER (CL.)	Femme et Prêtre.
280.	VEBER (PIERRE). . . .	L'Innocente du Logis.
113.	VIALON (P.)	L'Homme au Chien muet.
369.	VIGNÉ D'OCTON (P.) . .	Mademoiselle Sidonie.
409.	—	Petite Amie.
88.	VIGNON (CLAUDE) . . .	Vertige.
49.	VILLIERS DE L'ISLE-ADAM	Le Secret de l'Échafaud.
100.	VOLTAIRE	Zadig. — Candide. — Micromégas.
350.	—	L'Ingénu.
	VOULQUIN (G.)	Le Tir.
447.	X... (Mme)	Mémoires d'une Préfète de la 3e République
273.	XANROF	Juju.
275.	YVELING RAMBAUD. . .	Sur le tard.
183.	ZACCONE (PIERRE). . .	Seuls !
3.	ZOLA	Thérèse Raquin.
45.	—	Jacques Damour.
103.	—	Nantas.
122	—	La Fête à Coqueville.
181.	—	Madeleine Férat.
255.	—	Jean Gourdon.
263.	—	Sidoine et Médéric.

Bibliothèque des Arts appliqués aux Métiers

La Science et l'Outil. — L'Éducation manuelle

Collection nouvelle in-8° carré, richement illustrée

Prix de chaque volume, broché, 3 fr. 50. — Reliure artistique, 4 fr. 50

LA DÉCORATION DU CUIR

Sculpture — Modelage — Ciselure — Patinage — Mosaïque par superposition

ENSEIGNEMENT TECHNIQUE DES FORMULES ET TOURS DE MAIN

Par Georges de Récy, amateur praticien

Un volume illustré de 135 planches ou figures

DÉCOR PAR LA PLANTE

L'Ornement et la Végétation. — Théorie décorative et applications industrielles

Par Alfred Keller

Un volume illustré de 685 dessins exécutés par l'Auteur

DENTELLE ET GUIPURE

Anciennes et Modernes. — Imitations ou Contrefaçons

Par Auguste Lefébure

Un volume in-8° carré, illustré de 200 planches ou figures

Henry HAVARD

L'Art et le Confort dans la Vie moderne

LE BON VIEUX TEMPS

Un volume in-8°, illustré de nombreuses planches et figures

LA CÉRAMIQUE FRANÇAISE

Décoration et Réparation des Faïences, Porcelaines, Terres cuites, Biscuits

Comment discerner les genres de fabrication

Par Roger Peyre

Un volume illustré de nombreuses pièces reproduites et de 800 marques

Les Monstres dans l'Art

Êtres humains et animaux, bas-reliefs, rinceaux, fleurons, etc.

Par Edmond Valton

Accompagnés de 432 planches ou figures

BIBLIOTHÈQUE POUR TOUS (*Suite*).

J. VILLARD

MANUEL DU CHAUDRONNIER EN FER

Baron BRISSE

PETITE CUISINE DES FAMILLES

Adhémar de LONGUEVILLE

MANUEL COMPLET DES JEUX DE CARTES

SUIVI DE

L'Art de tirer les cartes

L. C.

NOUVEAU GUIDE POUR SE MARIER

suivi du

Manuel du Parrain et de la Marraine

GAWLIKOWSKI

GUIDE COMPLET DE LA DANSE

E. SABATIER

MANUEL DE L'AGRICULTEUR

E. VIGNES

L'ÉLECTRICITÉ CHEZ SOI

LES PIÈCES A SUCCÈS

Publication illustrée de simili-gravures, tirage de luxe sur papier couché

Prix de chaque fascicule grand in-8°, 60 cent.

La collection des **PIÈCES A SUCCÈS** *ne contient, en effet, que des œuvres qui ont été jouées et qui ont bien mérité leur titre.*

Dans ces Pièces on a pu établir comme une sorte de classement. Certaines peuvent être représentées **intégralement** *par de très jeunes gens dans des institutions, d'autres dans les salons, etc.*

	Hommes	Femmes
Peuvent être jouées dans les institutions :		
Le Gendarme est sans pitié, par Georges Courteline et Norès	4	»
Le Sacrement de Judas, par Louis Tiercelin	4	1
Monsieur Badin, par Georges Courteline	3	»
La Soirée Bourgeois, par Félix Galipaux	2	1
Le Commissaire est bon enfant, par G. Courteline et Jules Lévy	7	1
Les Oubliettes, par Bonis-Charancle	4	1
Capsule, par Félix Galipaux	2	1
Peuvent être jouées dans tous les salons, intégralement ou avec de légères modifications :		
Silvérie, par Alphonse Allais et Tristan Bernard	2	1
Mon Tailleur, par Alfred Capus	1	2
Les Affaires Étrangères, par Jules Lévy	2	3
Le Seul Bandit du Village, par Tristan Bernard	4	2
La Visite, par Daniel Riche	2	1
La Fortune du Pot, par Jules Lévy et Léon Abric	2	2
Service du Roi, par Henri Pagat	3	2
L'Inroulable, par Pierre Wolf	1	2
Conviennent plus spécialement aux théâtres libres :		
Lui, par Oscar Méténier	2	2
La Cinquantaine, par Georges Courteline	1	1
Le Ménage Rousseau, par Léo Trézenik	1	4
En Famille, par Oscar Méténier	3	2

PIÈCES A SUCCÈS (*Suite*)

	Hommes	Femmes
Monsieur Adolphe, par Ern. Vois et Alin Monjardin.	2	2
La Cassorole, par Oscar Méténier	8	3
La Revanche de Dupont l'Anguille, par Oscar Méténier (*Prix* 1 fr. 20)	10	3
Une Maniiie, par Ernest Vois	5	1
Caillette, par H. de Gorrse et Ch. Meyreuil	4	2
Paroles en l'air, par Pierre Veber et L. Abric	5	3
L'Extra-Lucide, par Georges Courteline	1	1
Trop Aimé, par Xanrof	1	1
Le Portrait (1 acte en vers) par Millanvoye et Cressonois	2	2
L'Ami de la Maison, par Pierre Veber	3	2
Les Chaussons de Danse, par Auguste Germain	2	2
Dent pour Dent, par H. Kistemaeckers	3	1
Petin, Mouillarbourg et Consorts, par Georges Courteline	7	1
Grandeur et Servitude, par Jules Chancel	5	1
La Berrichonne, par Léo Trézenik	3	3
Un verre d'eau dans une tempête, par L. Schneider et A. Sciama	1	2
L'Affaire Champignon, par G. Courteline et P. Veber.	7	2
Le Pauvre Bougre et le Bon Génie, par Alph. Allais.	2	1
Les Crapauds. La Grenouille, par Léon Albric	2	1
Les Cigarettes, par Max Maurey.	3	1
Nuit d'été, par Auguste Germain	2	2
La Huche à pain (1 acte en vers), par J. Redelsperger	5	2
Si tu savais, ma chère, par Jules-Lévy	1	3
La Grenouille et le Capucin, par Franc-Nohain	2	1
Le Coup de Minuit, par H. Delorme et Francis Gally.	2	3
Cher Maître, par Xanrof	3	1
Ceux qu'on trompe, par Grenet-Dancourt	2	2
Un Bain qui chauffe, par Pierre Veber.	2	2
Blancheton père et fils, par G. Courteline et P. Veber.	14	4
Un Début dans le monde, par Max Maurey et P. Mathiex.	1	5
Pour la Gosse, par Jules Lévy	3	3

Joli emboîtage pour 25 pièces. . . . Prix : 2 fr. 50

Collection Illustrée d'Ouvrages Utiles

Chaque Volume du format in-18, cartonnage élégant. — Prix **3** *fr.*

ARNOUS DE RIVIÈRE

TRAITÉ POPULAIRE du JEU DE BILLARD

Un volume illustré

J. DYBOWSKI

GUIDE DU JARDINAGE

Un volume illustré

C. KLARY

GUIDE DE L'AMATEUR PHOTOGRAPHE

Avec illustrations. — Un volume

PAUL BICHET

L'ART ET LE BIEN-ÊTRE CHEZ SOI

GUIDE ARTISTIQUE ET PRATIQUE

200 illustrations d'HENRIOT. — *1 Volume.*

LE LIVRE DES JEUX

Dominos, Cartes, Dames, Échecs, Jeux de Société, en plein air, etc.

Nombreuses illustrations d'HENRIOT. — 1 volume

J. SOILLOT

Cours Théorique et Pratique de Comptabilité

1re et 2e parties . . . . 1 volume
3e et 4e parties. . . . . 1 volume

CHARLES DIGUET

GUIDE DU CHASSEUR

Illustrations et portrait par KAUFFMANN. — 1 volume

COLLECTION DE ROMANS

à 1 fr. 25 le volume

HECTOR MALOT (60 volumes)

Le Lieutenant Bonnet. 1 vol.
Suzanne. . . . . 1 —
Miss Clifton. . . . . . 1 —
Clotilde Martory. . . . 1 —
Mariohette . . . . 2 —
Pompon. . . . . 1 —
Un Curé de province.. 1 —
Un Miracle . . . . . . 1 —
Romain Kalbris . . . . 1 —
La Fille de la Comédienne . . . . 1 —
L'Héritage d'Arthur . . 1 —
Le Colonel Chamberlin. . . . . 1 —
La Marquise de Lucilière . . . . 1 —
Ida et Carmélita. . . . 1 —
Thérèse. . . . . 1 —
Le Mariage de Juliette 1 —
Une Belle-Mère . . . . 1 —
Séduction . . . . 1 —
Paulotte. . . . . 1 —
Bon Jeune Homme . . 1 —
Comte du Pape . . . . 1 —
Marié par les prêtres . 1 —
Cara. . . . . 1 —
Vices français. . . . . 1 —
Raphaëlle . . . . 1 —
Duchesse d'Arvernes.. 1 —
Corysandre . . . . 1 —
Anie. . . . . 1 vol.
Les Millions honteux.. 1 —
Le Docteur Claude. . . 2 —
Le Mari de Charlotte.. 1 —
Conscience . . . . 1 —
Justice . . . . 1 —
Les Amants. . . . . . . 1 —
Les Époux. . . . . . . 1 —
Les Enfants. . . . . . 1 —
Les Amours de Jacques 1 —
La Petite Sœur . . . . 2 —
Femme d'argent. . . . 1 —
Les Besoigneux . . . . 2 —
Une Bonne Affaire. . . 1 —
Mère . . . . 1 —
Mondaine . . . . 1 —
Un Mariage sous le second Empire . . . . 1 —
La Belle Madame Donis 1 —
Madame Obernin . . . 1 —
Micheline . . . . 1 —
Le Sang bleu . . . . . 1 —
Baccara. . . . . 1 —
Un Beau-Frère . . . . 1 —
Zyte. . . . . 1 —
Ghislaine . . . . 1 —
Mariage riche. . . . . 1 —
Complices. . . . . . . 1 —
Amours de vieux . . . 1 —
Amours de jeunes. . . 1 —

Romans à 1 fr. 25 le Volume (*Suite*)

EUGÈNE SUE (*43 volumes*)

Les Sept Péchés capitaux . . . . 5 vol.
Les Mystères de Paris. 4 —
Mathilde (Mémoires d'une jeune femme). . 4 —
Le Juif Errant. . . . . 4 —
Les Misères des Enfants trouvés . . . . 4 —
La Coucaratcha . . . . 1 —
La Famille Jouffroy. . 3 —
La Salamandre . . . . 1 —
Latréaumont. . . . . . . 1 —
La Vigie de Koat Ven. 2 —
Le Commandeur de Malte . . . . 1 —
Le Morne au Diable. . 1 vol.
Les Enfants de l'amour 1 —
Les Mémoires d'un mari 2 —
Les Fils de famille . . 2 —
Deux Histoires (1772-1810) . . . . 1 —
Arthur, journal d'un inconnu. . . . . . . 2 —
Miss Mary. . . . . . . 1 —
Paula Monti. . . . . . 1 —
Plick et Plock. — Atar-Gull. . . . . 1 —
Thérèse Dunoyer . . . 1 —

ALEXIS BOUVIER (*54 volumes*)

Chochotte. . . . . 2 vol.
Les Seins de marbre. . 1 —
La Belle Olga . . . . . 1 —
Les Chansons du peuple 1 —
Mlle Beaubaiser, sage-femme. . . . . 1 —
Une Femme toute nue. 1 —
Ninie . . . . 1 —
La Petite Baronne . . 1 —
Les Yeux de velours. . 1 —
Les Amours de sang. . 1 —
Le Fils de l'amant. . . 1 —
Veuve et vierge. . . . 1 —
Les Créanciers de l'échafaud . . . . 2 —
La Princesse Saltimbanque . . . . 2 —
La Rousse. . . . . 1 —
Le Domino rose. . . . 1 —
L'Armée du crime. . . 1 —
Lolo. . . . . 2 —
La Femme du mort. . 2 —
La Grande Iza. . . . . 2 —
Iza, Lolotte et Cie. . . 1 —
Iza-la-Ruine. . . . . . 1 vol.
La Mort d'Iza . . . . . 2 —
La Petite Duchesse . . 2 —
Le Bel Alphonse. . . . 2 —
Le Sang brûlé. . . . . 1 —
Les Pauvres. . . . . . 1 —
Le Club des Coquins. . 1 —
Mademoiselle Olympe . 1 —
Les Soldats du désespoir. . . . . 1 —
Histoire d'une jolie fille (Bayonnette) . . . . . 2 —
La Belle Grêlée . . . . 2 —
Mademoiselle Beau-Sourire . . . . 1 —
Malheur aux pauvres. . 1 —
Le Mariage d'un forçat 1 —
Le Drame de Saint-Cyr (La Bouginotte) . . . 2 —
Étienne Marcel . . . . 1 —
Amour, Misère et Cie. 1 —
Le Mouchard . . . . . 2 —
Le Fils d'Antony . . . 2 —

Capitaine DANRIT

LA GUERRE FATALE

(France-Angleterre)

GRANDE PUBLICATION ILLUSTRÉE PAR L. COUTURIER

I. A BIZERTE. Un beau volume in-8° jésus, illustré :
Prix, broché, 5 fr.
Relié toile, tranches dorées, plaque, 8 fr.

II. EN SOUS-MARIN. Un beau volume in-8° jésus illustré ;
Prix broché, 5 fr.
Relié toile, tranches dorées, plaque, 8 fr.

III. EN ANGLETERRE. Un beau volume in-8° jésus illustré :
Prix broché, 5 fr.
Relié toile, tranches dorées, plaque, 8 fr.

Les 3 parties en un seul volume : Prix, relié, 20 fr.

Collection in-18 jésus, à 3 fr. 50 le Volume.

La Guerre de demain. Dessins et couvertures en couleurs de P. de Sémant. (Ouvrage couronné par l'Académie française) :

— *La Guerre de Forteresse* . . . . 2 vol.
— *En Rase Campagne* . . . . 2 vol.
— *En Ballon* . . . . 2 vol.

La Guerre fatale. — *France-Angleterre*, édition illustrée par L. Couturier et H.-P. Dillon.

— *A Bizerte* . . . . 1 vol.
— *En sous-marin* . . . . 1 vol.
— *En Angleterre* . . . . 1 vol.

DANRIT et DE PARDIELLAN

Le Journal de guerre du *Lieutenant Von Piefke* . . . . 2 vol.
(Contre-partie de la « Guerre de Forteresse » racontée par un officier allemand.)

Capitaine DANRIT

L'INVASION JAUNE

Grande publication illustrée par G. DUTRIAC,

1re partie : La Mobilisation Sino-Japonaise

1 volume in-8° illustré, *Prix : broché*. 4 50
Relié toile, plaque, tranches dorées 7 50

2e partie : A travers l'Europe

1 volume, in-8° illustré, *Prix* 7 50
Relié toile, plaque, tranches dorées 10 50

Les deux parties réunies en un volume.

Prix broché . . . . 12 »
Relié toile, plaque, tranches dorées . . . . . . 15 »

L'INVASION NOIRE

LA GUERRE AU VINGTIÈME SIÈCLE

GRANDE PUBLICATION, ILLUSTRÉE PAR PAUL DE SÉMANT

1re partie : Mobilisation Africaine.

2me partie : Concentration, Pélerinage à La Mecque.

3e partie : A travers l'Europe.

4me partie : Autour de Paris.

Prix de chaque volume grand in-8° jésus : 4 fr.

Souscription permanente des ouvrages ci-dessus et de la *Guerre Fatale* in-8° en livraisons à 10 cent. et en séries à 50 cent.

Œuvres d'Alphonse DAUDET

à 3 fr. 50 le Volume

Aventures prodigieuses de Tartarin de Tarascon. Illustrations de Rossi, Montégut, Myrbach . . . . . . 1 vol.

Tartarin sur les Alpes. Illustrations de Myrbach, Aranda, Rossi . . . . 1 vol.

Port-Tarascon, Dernières aventures de l'illustre Tartarin. Illustrations par Bieler, Montégut, Montenard, etc. 1 vol.

Sapho. Édition illustrée par Rossi, Myrbach, etc . . . . . 1 vol.

Jack. Illustrations par Rossi et Myrbach. . . . . 1 vol.

Les Rois en exil. Illustrations de Bieler, Myrbach, etc. 1 vol.

Trente ans de Paris. Illustrations de Montégut, Myrbach, Rossi, etc . . . . 1 vol.

Souvenirs d'un homme de lettres. Illustrations de Montégut, Rossi, Bieler, Myrbach, etc. . . . . 1 vol.

L'Obstacle, Dessins de Bieler, Gambard, Marold et Montégut . . . . 1 vol.

Rose et Ninette. Frontispice de Marold . . . . 1 vol.

L'Évangéliste. Illustrations de Marold, etc. . . . . . . 1 vol.

Robert Helmont. Illustrations de Picard, etc. . . . . . . 1 vol.

Premier voyage, Premier mensonge. Illustrations de Bigot-Valentin . . . . 1 vol.

La Fédor, Pages de la vie. Illustrations de Fabrès, 1 vol.

La petite Paroisse. Illustrations de H.-P. Dillon . . . 1 vol.

La Belle-Nivernaise, histoire d'un vieux bateau et de son équipage. Illustrations de G. Fraipont . . . . . . 1 vol.

Œuvres
de
Camille FLAMMARION
à 3 fr. 50 le volume

Astronomie des Dames. Illustrations . . . . 1 vol.
En reliure plaque. . . . . 5 fr.

Les Eruptions volcaniques . . . . 1 vol.

L'inconnu et les Problèmes psychiques . . . . 1 vol.

La fin du Monde. Illustrations de J.-P. Laurens, Rochegrosse, etc. 1 vol.

Dieu dans la Nature ou le Spiritualisme et le Matérialisme devant la Science. Avec portrait. . . . . 1 vol.

Dans le Ciel et sur la Terre. Tableaux et harmonies Illustrations de Kauffmann . . . . 1 vol.

La Pluralité des Mondes habités, au point de vue de l'Astronomie, de la Physiologie et de la Philosophie naturelle. Avec figures . . . . 1 vol.

Stella, *roman* . . . . 1 vol.

Uranie. Illustrations de E. Bayard, Bieler, Falero, etc. 1 vol.

Les Mondes imaginaires et les Mondes réels. Revue des théories humaines sur les habitants des Astres. Avec figures . . . . 1 vol.

Récits de l'Infini. Lumen. — Histoire d'une Ame. La vie universelle et éternelle . . . . 1 vol.

Sir Humphry Davy. Les Derniers jours d'un Philosophe, Entretiens sur la Nature, etc. Traduit de l'anglais. 1 vol.

Mes Voyages aériens. Journal de bord de douze voyages en ballon, avec plans topographiques. . . . . 1 vol.

Ouvrages de la Baronne STAFFE

Publiés dans le format in-18 jésus

Prix du volume broché. 3 fr. 50 — Cartonnage spécial, en plus. 0 fr. 50

ÉDITIONS REVUES, CORRIGÉES ET AUGMENTÉES

Usages du monde. Règles du savoir-vivre dans la Société moderne. — *Naissance.* — *Baptême.* — *Le Mariage.* — *Les Visites.* — *La Conversation.* — *Les Dîners, etc.* . . . . 1 vol.

Le Cabinet de Toilette. — *Agencement.* — *Soins corporels.* — *Conseils et Recettes.* — *Bijoux, etc.* 1 vol.

La Maîtresse de Maison et l'Art de recevoir chez soi. — *L'entrée en ménage.* — *La Femme d'intérieur.* — *Les Secrets de la ménagère, etc.* . . . . . . 1 vol.

Traditions culinaires. — *L'Art de manger toutes choses à table* . . . . 1 vol.

La Correspondance dans toutes les circonstances de la vie. — *Enfance.* — *Premières amitiés.* — *Fiançailles.* — *Vie conjugale.* — *Vie sociale.* — *Serviteurs.* — *Lettres d'affaires, etc.* . . . . 1 vol.

Ouvrages de la Baronne STAFFE (*Suite*)

Mes Secrets. — *Pour plaire et pour être aimée.* 1 vol.

La Femme dans la Famille. — *La Fille.* — *L'Épouse.* — *La Mère*. . . . . 1 vol.

Pour augmenter son Bien-être. . . . . 1 vol.

Les Hochets féminins. — *Bijoux*, *Dentelles*, *Éventails*, *etc*. . . . . 1 vol.

Les 9 volumes reliés richement, réunis dans un étui
PRIX : 45 francs

OUVRAGES DE MADEMOISELLE ROSE

---

100 façons d'accommoder le veau. Un vol. in-16. . . . . . » 75

100 façons de préparer les œufs. Un vol. in-16.. . . . . . » 75

100 — — les pommes de terre. Un vol. in-16. » 75

100 — — les potages. Un vol. in-16 . . . . . » 75

100 — — les entremets sucrés. Un vol. in-16. » 75

100 — — les plats froids. Un vol. in-16 . . . » 75

100 — d'accommoder les restes. Un vol. in-16. . . . . » 75

100 — de préparer les plats maigres. Un vol. in-16. . . » 75

100 — de préparer les sauces. Un vol. in-16. . . . . . » 75

100 — de préparer le gibier. Un vol. in-16. . . . . . . » 75

100 façons de se guérir (accidents et petites maladies). Un vol. in-16. . . . . » 75

Émile ANDRÉ

100 COUPS DE JIU-JITSU

1 vol. in-16 illustré. . . . . Prix. 1 fr. 25

---

100 FAÇONS DE SE DÉFENDRE DANS LA RUE SANS ARMES

1 vol. in-16 illustré . . . . Prix. 75 cent.

---

100 FAÇONS DE SE DÉFENDRE DANS LA RUE AVEC ARMES

1 vol. in-16 illustré . . . . Prix. 75 cent.

Baronne STAFFE

INDICATIONS PRATIQUES POUR RÉUSSIR
dans le Monde et dans la Vie

1 vol. in-16 . . . . Prix. 75 cent.

H.-L.-Alphonse BLANCHON

100 FAÇONS D'AUGMENTER SES REVENUS
pendant ses loisirs

1 vol. in-16 . . . . Prix. 75 cent.

P.-J. PROUDHON

IDÉE GÉNÉRALE DE LA RÉVOLUTION AU XIXe SIÈCLE

1 vol. in-18 . . . . Prix. 1 fr. 25

Œuvres de Pierre SALES

à 3 fr. 50 le Volume

Les Rois du Monde :
Le Roi de l'acier . . . . 1 vol.
Le Roi de l'or . . . . 1 vol.
Le Secret du bonheur. . . . . 1 vol.
Oiseau de luxe . . . . 1 vol.
Les Habits rouges . . . . 1 vol.
Césarette. . . . . 1 vol.
Le Ruban rouge :
L'Honneur du Mari . . . . 1 vol.
Le Rachat de la Femme . . . . 1 vol.
Le Secret du blessé. Illustrations de Rudaux. . . . . 1 vol.
Le Haut du pavé . . . . 1 vol.
Les Madeleines . . . . 1 vol.
Jeanne de Mercœur . . . . 1 vol.
Louise Mornans . . . . 1 vol.
Mariage manqué. Nouvelles . . . . 1 vol.
Le Puits mitoyen. 1 vol.
Abandonnées . . . . 1 vol.
Une Vipère. — Orphelines ! . . . . 2 vol.
Le Diamant noir . . . . 1 vol.
La Mèche d'or . . . . 1 vol.
La femme endormie . . . . 1 vol.
Un Drame financier. — Robert de Campignac. . . . 2 vol.
Incendiaire ! . . . . 1 vol.
L'Enfant du péché. — Passions de jeunes filles . . . 2 vol.
Fille de prince. — Premier prix d'opéra . . . . 2 vol.
Miracle d'amour. — Le petit Charbonnier. . . . . . 2 vol.
La Fée du Guildo. — La Malouine. . . . . 2 vol.
Le Corso rouge. — L'Écuyère . . . . 2 vol.
Chaîne dorée. — Olympe Salverti . . . . 2 vol.
La Course aux Millions. — La Mariquita . . . . . . 2 vol.
Beau Page . . . . 1 vol.
L'Argentier de Milan . . . . 1 vol.

GÉOGRAPHIE (*suite*)

La publication se vend aussi en séries à 0 fr. 60 et en fascicules régionaux comme il suit :

FRANCE DU NORD

Paris et le Département de la Seine 4 50
Seine-et-Oise . . . . 2 »
Ile-de-France 6 50
Picardie, Artois et Flandre 6 50
Normandie. . . . . 8 »

FRANCE DE L'OUEST

Bretagne . . . . 10 »
Maine-Anjou. 4 50
Touraine-Orléanais. . . . . 7 »
Berry-Bourbonnais . . . . 4 »

FRANCE DE L'EST

Champagne . . . . 6 »
Lorraine-Belfort 4 50
Franche-Comté. . . . . 4 »
Bourgogne. 6 50
Nivernais-Lyonnais . . . . 5 »

FRANCE DU SUD-OUEST

Le Poitou. . . . . 5 »
Aunis, Saintonge, Angoumois, Limousin . . . . 6 »
Guyenne et Gascogne, I : *Gironde, Dordogne, Lot, Lot-et-Garonne* . . . . 7 »
Guyenne et Gascogne, II, et Béarn : *Tarn-et-Garonne, Aveyron, Landes, Gers, Htes-Pyrénées, Basses-Pyrénées.* 7 50

FRANCE DU SUD-EST

Roussillon, Comté de Foix . . . . 2 »
Languedoc. 7 50
Auvergne, Marche . . . . 4 »
Savoie, Dauphiné. 4 50
Littoral méditerranéen : *Provence, Nice, Avignon* 6 50
Corse 1 50

GÉOGRAPHIE (*suite*)

COLONIES FRANÇAISES

Algérie	5 »
Tunisie.	2 »
Maroc	2 »
Afrique occidentale française.	4 »
Madagascar, Réunion, etc	2 50
Colonies d'Asie.	6 »
Colonies d'Amérique	2 50
Colonies d'Océanie	1 50

L'OUVRAGE SE VEND ÉGALEMENT PAR DÉPARTEMENT, AVEC CARTE SPÉCIALE

1re Série à 0 fr. 75

Alpes (Basses).
Alpes (Hautes).
Ardèche.
Ariège.
Belfort (Territoire de).
Cantal.
Creuse.
Lozère.
Savoie.
Savoie (Haute).

2me Série à 1 fr. 35

Ain.
Aisne.
Allier.
Alpes-Maritimes.
Ardennes.
Aude.
Aveyron.
Charente.
Cher.
Corrèze.
Corse.
Doubs.
Drôme.
Eure.
Eure-et-Loir.
Gard.
Garonne (Haute).
Gers.
Hérault.
Indre.
Isère.
Jura.
Landes.
Loire.

GÉOGRAPHIE (*suite et fin*)

2me Série à 1 fr. 35 (*Suite*)

Loire (Haute).
Lot.
Lot-et-Garonne.
Manche.
Marne.
Marne (Haute).
Mayenne.
Meurthe-et-Moselle.
Meuse.
Nièvre.
Oise.
Orne.
Puy-de-Dôme.
Pyrénées (Basses).
Pyrénées (Hautes).
Pyrénées-Orientales.
Saône-et-Loire.
Saône (Haute).
Sarthe.
Tarn.
Tarn-et-Garonne.
Var.
Vaucluse.
Vendée.
Vienne (Haute).
Vosges.

3me Série à 1 fr. 95

Aube.
Bouches-du-Rhône.
Calvados.
Charente-Inférieure.
Côte-d'Or.
Côtes-du-Nord.
Deux-Sèvres.
Dordogne.
Finistère.
Ille-et-Vilaine.
Indre-et-Loire.
Loiret.
Loir-et-Cher.
Maine-et-Loire.
Morbihan.
Pas de-Calais.
Seine-et-Marne.
Seine-et-Oise.
Somme.
Vienne.
Yonne.

4me Série à 2 fr. 50

Gironde.
Loire-Inférieure.
Nord.
Rhône.
Seine-Inférieure.

8720-5-07. — Paris. — Imp. Hemmerlé et Cie.

www.ingramcontent.com/pod-product-compliance
Ingram Content Group UK Ltd.
Pitfield, Milton Keynes, MK11 3LW, UK
UKHW020210250726
13967UKWH00003B/1383